C. BESSONNET-FAVRE

Officier de l'Instruction publique

LA

TYPOLOGIE

Méthode d'observation des Types humains

PRÉFACE

Du Docteur RAYMOND

Professeur de Clinique des Maladies nerveuses à la Salpêtrière

2ᵉ Édition

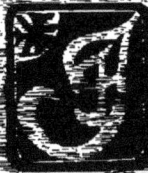

PARIS

Société d'Édition et de Publications

LIBRAIRIE FÉLIX JUVEN

13, RUE DE L'ODÉON, 13

C. BESSONNET-FAVRE

Officier de l'Instruction publique

LA

TYPOLOGIE

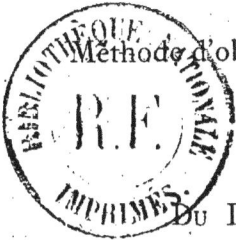

Méthode d'observation des Types humains

PRÉFACE

Du Docteur RAYMOND

Professeur de Clinique des Maladies nerveuses à la Salpêtrière

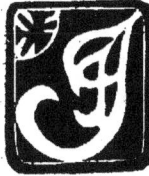

PARIS

Société d'Édition et de Publications

LIBRAIRIE FÉLIX JUVEN

13, RUE DE L'ODÉON, 13

LA TYPOLOGIE

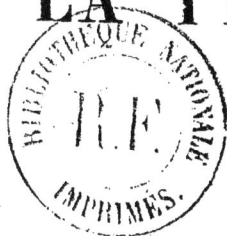

« *Spécialiser les êtres d'après leurs aptitudes naturelles, leurs goûts et leurs facultés, c'est le moyen d'assurer, dans la mesure du possible, le développement harmonieux de leurs forces morales et physiques.* »

TABLE DES CHAPITRES

----- * -----

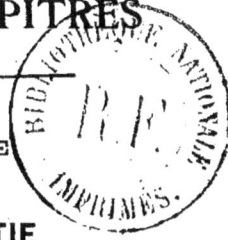

PRÉFACE

PREMIÈRE PARTIE
Considérations générales

I. Définition de la TYPOLOGIE. 1
II. Qualités de l'Observateur 17
III. Influence des milieux 26
IV. Multiplicité du Type. 39
V. L'esthétique du Type 53
VI. Types ethniques 61

DEUXIÈME PARTIE
Architecture du Type — Corps intérieurs

I. Plan géométral du Type 76
II. Signes complémentaires 90
III. Embryogénie et Métamorphoses. 103
IV. Complexions et Tempéraments 124
V. Les Corps intérieurs. — La Charpente. . . 138
VI. Corps mécanique ou musculaire 149
VII. Corps circulatoire et corps glandulaire. . . 160
VIII. Le corps dynamique 190

TROISIÈME PARTIE
Observation psychologique

   I. Esprits concrets, esprits abstraits 203
  II. Embryogénie psychologique 214
 III. Divers modes d'éducation 227
 IV. Le Sommeil, le Rêve, l'Ivresse 248
  V. Psychologie de l'Amour 265
 VI. Psychologie masculine, psychologie féminine. 278
VII. Type indépendant et Type troupeau . . . 295
VIII. Groupes intellectuels 311
   Conclusion 331

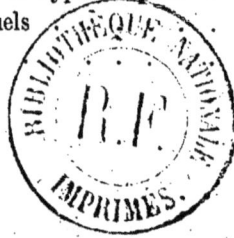

PRÉFACE

Dans le village proche de la propriété que j'habite l'été, pendant les vacances de la Faculté de Médecine depuis une trentaine d'années, j'ai le plaisir d'avoir comme voisins de campagne une famille d'intellectuels intéressante et bien remarquable. Le père — un superbe vieillard de 83 ans — est docteur en médecine ; retiré volontairement depuis de longues années, dans un des plus jolis coins du Poitou, il prodigue sans compter son dévouement ses connaissances thérapeutiques et ses conseils à ses compatriotes. C'est un esprit encyclopédique, un de ces hommes du passé également curieux de toutes les branches du savoir humain et dont la pensée est sans cesse sous pression. A toutes les époques de sa longue vie, il s'est intéressé aux diverses manifestations de l'esprit, y prenant une part active, et apportant dans l'étude des questions sa note très personnelle. Qu'il s'agisse de science, d'art, de littérature, de philosophie, etc., il n'a jamais accepté les idées neuves qu'en les soumettant au crible d'une judicieuse critique ; ainsi il a acquis une maîtrise que personne ne songe à lui contester. Mêlé depuis les premières années du second empire aux luttes des diverses écoles rivales, ami intime et très cher de George Sand, de Dumas et de bien d'autres, il a produit une quantité de travaux bien connus, qui lui ont acquis, très justement, une réputation mondiale. Parmi eux, je rappellerai son étude sur *la Bible et les Trois Testaments*, *les Batailles du Ciel*, *Balzac et le Temps présent*, *les Coffrets de famille*, *Questions de l'Au-delà*, son *Exposé de Plessimétrie* et surtout son livre fameux sur *La Série Naturelle*. Rédacteur en chef de la *France médicale* de 1863 à 1870, il y a publié des études de biologie qui ont ouvert la voie à tous les travaux scientifiques actuels.

Près de lui, sa fille Madame Bessonnet-Favre qui est devenue son secrétaire actif, a puisé le goût des études de son père. Formée dès sa plus tendre enfance à son école, héritière de son intelligence primesautière, elle s'est trouvée tout naturellement entraînée à poursuivre, en commun d'abord et ensuite pour son propre compte, les travaux qui avaient passionné son adolescence et sa jeunesse ; le livre qu'elle publie aujourd'hui, consacré à la *Typologie*, est la continuation logique des études du Docteur Favre sur la *Série Naturelle*. C'est le commencement d'une série dans laquelle l'auteur compte présenter tous les *Développements de la Série humaine*.

Les lignes suivantes, extraites des conclusions de Madame Bessonnet-Favre, résument les idées de ce premier livre : « Quelles que
« soient la complexité d'un individu et la ré-
« sistance qu'il oppose à l'analyse, il est
« toujours possible de le ramener à un type
« pur ou à une combinaison de types purs.
« Tout l'effort du typologue tend donc à
« poser les types purs et à analyser les
« types complexes. Chaque type, vu par le
« dehors, est un ensemble de signes plus ou
« moins apparents et plus ou moins fixes qui
« nous sont donnés par la nature ; chaque
« type, vu par le dedans, est un ensemble de
« caractères moraux plus ou moins accen-
« tués et persistants ; les caractères sont liés
« aux signes en vertu d'une nécessité abso-
« lue ; c'est ce qui permet d'interpréter sû-
« rement les caractères par les signes ; mais
« qu'on l'envisage par le dedans ou par le
« dehors, le type est toujours une synthèse ».

Le premier chapitre de la première partie est consacré à la définition de la Typologie, science d'observation qui, comme le dit l'auteur, relève et compare les diverses empreintes que la vie trace dans les êtres humains. Le deuxième chapitre renferme l'analyse des qualités requises chez l'observateur : sens vital, sens affectif, sens intuitif, sens imaginatif, sens mnémonique, les deux premiers étant communs à tous les hommes, les trois derniers étant plus spéciaux à quelques-uns d'entre eux ; dans tous les cas, chez le typologue, ces derniers doivent être portés à leur summum. Le troisième chapitre étudie l'influence des milieux sur le type ; le quatrième donne les raisons de la multiplicité des types ; le cinquième, l'esthétique du type ; le chapitre sixième explique les types ethniques. En une quinzaine de pages, l'auteur nous fait comprendre pourquoi tous les peuples, venant d'une longue suite de croisements perpétués depuis des milliers de siècles, présentent chez certains individus, en dehors de leurs caractères fondamentaux, habituels à la race considérée, des caractères ethniques appartenant en propre à d'autres races, caractères mongoloïdes ou caractères de la race nègre, par exemple.

La deuxième partie du livre de Madame Bessonnet-Favre analyse dans un premier chapitre le *plan géométral du type*, véritable

« mesure de proportion donnée par la nature entre les différents traits du visage, comme entre les diverses parties du corps ». Les *signes complémentaires* du plan géométral du corps font l'objet du deuxième chapitre. Ces signes complémentaires doivent être envisagés lorsqu'il existe chez un individu des caractères contradictoires ; ils comprennent les renseignements fournis par l'étude de la main, du masque facial, de l'œil, de l'oreille, de la voix, etc... Le troisième chapitre est l'analyse de l' « embryogénie » et des « métamorphoses » des types ; le quatrième, celle des « complexions » et des « tempéraments » ; le cinquième étudie « les corps intérieurs », la charpente ; le sixième, « le corps mécanique ou musculaire » ; le septième, « le corps circulatoire et le corps glandulaire », avec de belles figures intercalées dans le texte ; le huitième, « le corps dynamique », c'est-à-dire le système nerveux, dans ses grandes lignes anatomiques et physiologiques.

La troisième partie du volume est consacrée à l'*observation psychologique*. Un premier chapitre comprend l'étude des esprits « concrets » et des esprits « abstraits ». Il est des plus intéressants et conduit l'auteur à envisager deux types d'hommes : les « types statiques » et les types dynamiques », avec

leurs qualités et leurs défauts. Ces faits sont
des plus importants à connaître pour les
éducateurs de la jeunesse. Le chapitre deuxième comprend l'étude de l'« embryogénie
psychologique », avec ses quatre phases principales : « phase de confusion originelle,
phase de différentiation progressive des sens ;
phase plus accentuée des modes d'impression
et d'expression par le langage ; enfin, phase
terminale du développement de toutes les
facultés intellectuelles ». Comme le dit l'auteur, à partir de ce moment, « l'éducation
morale ne s'adressera plus seulement aux
sens de l'enfant, mais à son intelligence, à
sa réflexion et à sa conscience ». Le troisième
chapitre est précisément consacré à l'étude
de ces divers modes d'éducation. Il demande
à être lu attentivement, car les vues très
personnelles de Madame Bessonnet-Favre la
conduisent à donner de sages conseils à
tous ceux qui ont pour mission d'instruire
et d'enseigner ; pour réussir dans cette tâche,
il faut « spécialiser les êtres d'après leurs
aptitudes naturelles, leurs goûts et leurs
facultés », vérité profonde, trop souvent
méconnue ! Les chapitres suivants, IV,
V, VI, envisagent le « sommeil, le rêve,
l'ivresse », la « psychologie de l'amour », la
« psychologie masculine », la « psychologie

féminine ». Ils conduisent l'auteur, dans les
chapitres suivants, à étudier ce qu'elle
appelle « le type indépendant et le type troupeau », ainsi que les « divers groupes intellectuels ». Elle est amenée ainsi à envisager
une sorte de hiérarchie dont les premiers
degrés sont occupés par les « impulsifs »
— le « brutal, le sensuel, le sentimental,
l'imaginatif, l'intellectuel ; — au-dessus d'eux
se placent les « distraits », les « réfléchis »,
les « attentifs », les « intelligents », enfin les
« conscients », l'un ou l'autre groupe présentant nécessairement de nombreux sous-
groupes.

— Tel est, présenté en un raccourci rapide,
le résumé analytique de ce premier volume
qui pose hardiment d'une manière tout à
fait personnelle les problèmes que soulève
l'étude de la Typologie et qui en donne la méthode et les résultats sous forme d'un tableau
d'ensemble tout à fait remarquable des types
humains tels que l'auteur les conçoit. Il ne
s'agit point, en ce travail, d'art de divination, de sortilège ou de quelque autre chose
d'approchant ; non, nous nous trouvons en
face de science, d'une science toute spéciale,
trop négligée à mon avis, mais nécessitant
de la part de celui qui l'étudie, des connaissances multiples ainsi que des facultés de

comparaison, de compréhension, de synthèse
et d'analyse peu communes. Toutes ces qualités, Madame Bessonnet-Favre, élevée à
bonne école, les possède au plus haut point,
comme en témoigne son livre, avant-coureur
d'un autre qui comprendra tous les « Développements de la Série humaine ». Il intéres-
sera tous ceux — et ils sont légion — qui,
à un titre quelconque, ont besoin de démêler, en face d'une individualité donnée, le type
vrai, avec ses qualités et ses défauts, auquel
cette individualité correspond. La Typologie
fait désormais partie de nos sciences d'ober-
vation.

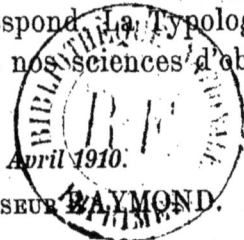

Avril 1910.

Professeur RAYMOND.

PREMIÈRE PARTIE

Considérations générales

PREMIÈRE PARTIE

CHAPITRE PREMIER

DÉFINITION DE LA TYPOLOGIE

La Typologie est une science d'observation qui a pour objet de relever et de comparer les diverses empreintes de la Vie dans les êtres humains. Ces empreintes sont les traces des réactions faibles ou fortes que le milieu fait sur l'homme ou que l'homme fait contre le milieu. La forme humaine m'apparaît ainsi comme une limite entre l'activité intérieure qui cherche une expansion libre et l'activité extérieure qui s'oppose à cette expansion et la restreint.

Le type est donc une empreinte que l'être subit ou qu'il prend et qui révèle le fonctionnement particulier de ses systèmes vitaux. C'est un résultat de l'action du milieu et des réactions de l'individu ; aussi le type présente

1

t-il toute une série de caractères physiques
qui sont coordonnés en vertu d'une logique
intérieure et qui correspondent à des caractères psychologiques et moraux.

La Physionomie est l'ensemble des traits
et des formes qui sont propres à un individu
et qui, ne se rencontrant pas chez les autres
individus de son espèce, permettent de l'en
distinguer. Que l'on isole l'ensemble des
caractères généraux qui appartiennent à l'humanité et qui lui assurent une place à part
entre toutes les espèces vivantes, il restera
encore, pour chaque groupe d'hommes et
même pour chaque individu, un certain
nombre de caractères particuliers. Ce sont
ces caractères particuliers qui se juxtaposent
aux traits essentiels du type pour constituer
la physionomie.

L'homme est donc revêtu de signes qui
nous révèlent en lui certains états accidentels
ou permanents. Ces signes s'inscrivent dans
la physionomie par le jeu des nerfs et des
muscles. La répétition d'un même mouvement
des muscles modèle dans la chair des creux
et des reliefs et marque dans la peau des
lignes et des plis. La chair ainsi se pétrit sous
l'action de la pensée, de la sensibilité et de
l'instinct, comme l'argile sous les doigts du
potier. La peau à son tour se moule très

exactement sur la chair et c'est sur la couche cornée de l'épiderme que l'observateur relève les signes qu'une reproduction habituelle de gestes volontaires ou une répétition mécanique de réflexes y déterminent.

Un réflexe, étant toujours produit en dehors de la volonté, indique l'affaiblissement d'un centre nerveux supérieur. De sa persistance on peut conclure que l'instinct, l'appétit ou le sentiment dominent la conscience.

L'instinct est un besoin d'expansion ; l'appétit est un besoin d'absorption ; le sentiment est un besoin d'échange. Chacun de ces besoins entraîne certains mouvements, superficiels ou profonds, des nerfs et des muscles dont les traces dans la chair ou sur la peau permettent de connaître les sensations et les mouvements habituels d'un être, et de les rapporter à leur origine, c'est-à-dire au besoin qui les a fait naître.

La Science du Type a ainsi pour principes les rapports constants qui associent les phénomènes physiologiques et les phénomènes psychologiques ; elle a pour fin la comparaison de ces rapports. Pratiquement, elle aboutit à la connaissance du moral par le physique et permet d'atteindre l'élément individuel dans ce qu'il a de plus intime ; mais elle ne va pas au delà du discernement des facultés intellectuelles et psychologiques qui se manifestent par les signes qui dépendent du jeu des systèmes vitaux.

La Typologie n'a donc rien de commun avec les théories et les procédés occultistes. Elle aide à découvrir le type individuel, quand il existe, car les caractères de ce type sont parfois absents et certaines physionomies ne portent que l'empreinte d'une collectivité, sans la moindre qualité personnelle et originale.

La science du type permet d'agir sur les individus dans la mesure où on les connaît et de les modifier dans le sens qui est le plus favorable au développement de leur valeur propre ; elle repose sur un grand respect de la personnalité humaine. Elle apprend à l'individu à se rendre compte des tendances, des instincts, des appétits, des hérédités et des facultés qu'il apporte avec lui dans un monde qui les comporte plus ou moins. Elle lui enseigne les moyens pratiques d'utiliser ses forces, d'atténuer ses faiblesses et de connaître celles d'autrui. Le typologue ne prédit pas l'avenir, il le prépare ; car, pour lui, rien n'est fatal, si ce n'est l'ignorance des causes et l'enchaînement des résultats.

En examinant les types humains, je les compare et les classe comme le naturaliste examine, compare et classe les types du règne animal. Le zoologiste qui relève les caractères des êtres vivants cherche le caractère qui est prédominant dans une espèce pour nommer cette espèce ; puis il discerne, parmi les caractères généraux de l'espèce, ceux qui sont communs ou non à telle ou telle famille ; enfin il détermine les caractères particuliers à chaque groupe et les caractères propres à l'individu. Ce mode d'observation a été appliqué à l'anthropologie et à l'ethnologie et je ne prétends pas user de procédés nouveaux pour discerner les traits distinctifs des familles humaines. Mais l'anthropologie et l'ethnologie s'inspirent surtout de l'anatomie comparée en relevant sur les crânes et le squelette des mesures qui permettent leur classification. Comme je suis obligée de me rendre compte des formes diverses que la vie continue fait prendre à un même individu au cours de son existence, l'anatomie comparée ne peut suffire à l'examen que je fais d'un type, car ce type se trouve modifié sans cesse par des impressions morales.

L'observation m'a conduite à considérer qu'il n'y a pas d'unité absolue dans le règne humain ; au point de vue physiologique comme au point de vue psychologique, il existe des espèces humaines très différentes. Cependant

les individus des groupes que j'établis d'après
des aspects semblables de leur physionomie
n'ont-ils pas une psychologie commune ?

Retrouver dans plusieurs individus les
mêmes gestes, les mêmes attitudes et les
mêmes traits, c'est être autorisé à penser que
les mêmes formes d'intelligence et les mêmes
modes de sensibilité se rencontreront dans
ces individus.

La typologie réunit ainsi l'observation concrète du naturaliste et l'observation abstraite
du pyschologue pour établir, au delà des premiers résultats de l'observation physiologique
des types, un certain nombre de familles d'esprit qui correspondent aux familles naturelles
de l'humanité.

En effet, si une habitude intellectuelle et
psychologique est très-forte et très-persis-
tante, elle finit par devenir organique ; elle
se fixe dans les systèmes nerveux et y produit, par la mémoire, un mécanisme appro-
prié à l'idée ou à la sensation. Ce mécanisme
fonctionne automatiquement ; c'est la raison
des idées innées, car tous les états organiques sont susceptibles d'une transmission
héréditaire. Le germe subit les empreintes du
temps, du milieu, des circonstances et l'individu transmet ainsi à sa postérité les organes de ses habitudes intellectuelles. D'autre

part, la Nature façonne l'homme de telle manière que le mécanisme de son intelligence et
celui de l'Univers se mettent en harmonie ;
aux faits extérieurs répondent les représentations intérieures de ces faits ; aux séries de
faits les séries de représentations, de sorte
que l'enfant porte en lui, dès sa naissance,
les traces de l'expérience des générations.
La science du passé est, en quelque sorte,
inscrite à l'avance dans son cerveau. Chaque
être humain est comme une encyclopédie
psychologique de la race ou du groupe dont
il porte le type et sa sensibilité procède de
la sensibilité ancestrale de la famille humaine à laquelle il appartient. Aussi la question des progrès et des dégénérescences se
complique-t-elle, dans l'humanité, de toutes
les contradictions que présentent les espèces
intellectuelles et psychologiques successivement créées au cours des siècles.

Dans les époques de transformation, alors
que les idées, les mœurs, les croyances et les
sentiments varient, les types changent ; les
physionomies se modifient et les attitudes,
comme les visages, se perfectionnent ou s'altèrent. Il en est de même pour les types du
règne animal lorsqu'on détourne un être de
son instinct naturel et de ses habitudes acquises pour y substituer des habitudes nou-

velles qui deviennent instinctives après plusieurs générations.

C'est la loi d'hérédité qui fixe les résultats d'une modification dans l'espèce ; c'est la loi d'évolution qui fait varier l'individu et prépare une hérédité différente. Avec ces deux lois, le typologue peut suivre la vie dans son dynamisme constant en y trouvant, à la fois, des caractères fixes et des caractères variables, des signes fugitifs et des signes permanents.

Parmi les associations d'idées, celles qui sont les plus conformes aux associations des choses dans le moment, ont des chances de durée que les autres n'ont pas ou n'ont plus. Ainsi y a-t-il des idées fécondes et des idées stériles. Les idées fécondes, semées dans les intelligences, poussent et croissent d'autant plus vite et d'autant mieux que les vases cérébraux sont mieux préparés à les recevoir. Dans les périodes où l'instinct brutal et la force musculaire dominent, le corps s'accroit aux dépens de la tête et l'on peut observer des fronts bas et fuyants, tandis que l'occiput lourd prend des proportions exagérées : c'est le type *acéphale* des êtres primitifs et des races guerrières.

Au contraire, fait-on prédominer la culture intellectuelle et les facultés cérébrales du raisonnement logique, les fronts s'élèvent, l'occiput s'affaisse et la tête se développe au détriment du corps qui reste frêle ou qui n'a plus toute sa vigueur.

Donne-t-on cours aux idées mystiques ? les tempes se serrent, l'occiput s'aplatit et le sommet du crâne se voûte comme un dôme. Sommes-nous dans une période d'art, de recherches littéraires, d'imagination, de poésie ? On voit des fronts bossués, tourmentés, proéminents, des figures originales dont l'ossature très accentuée semble montrer que le vase tend à craquer de toutes parts.

Les formes peu modifiables, qui se conservent en vertu d'une hérédité constante, sont des produits d'habitudes et d'instincts intellectuels fixés dans une race par des lois de formation toujours semblables. L'hérédité est le principe des connaissances universelles et nécessaires qui appartiennent à l'humanité toute entière ou qui distinguent les espèces et les races les unes des autres.

« Il est bon, dit Aristote dans sa *Physio-*
« *gnomonique*, d'avoir une méthode pour
« réunir tous les signes qui se rapportent à
« chaque type. Cette méthode n'est pas seu-
« lement utile pour relever les attitudes com-
« munes des êtres, mais encore pour distin-
« guer les caractères particuliers qui appa-

« raissent semblables dans plusieurs individus
« enclins aux mêmes passions. »

Dans le règne animal, le caractère dominant qui sert de point de départ à une classification est un caractère physiologique qui
est révélateur d'instincts. Dans le règne humain, le caractère apparent, qui permet d'é-
tablir un groupement des types et une échelle
des valeurs, correspond à une faculté psychologique.

La Typologie est ainsi une science absolument vivante; elle a, en quelque sorte, un
corps et une âme : le corps c'est l'ensemble
des signes fixés par la méthode d'observation; l'âme, c'est la partie variable qui dépend de l'instruction, de la culture et du tact
de l'observateur.

Parmi les signes, les uns sont d'ordre général. La méthode sériaire me permet de
les comparer et de les classer. Quel qu'il
soit, un caractère d'ordre général a toujours
sa signification précise, même s'il se rencontre dans un individu appartenant, par sa physionomie, à un groupe différent de celui qui
présente collectivement ce signe.

Il est impossible d'indiquer d'avance tous
les signes propres à l'individu; car le mélange des caractères distinctifs de chaque
groupe varie à l'infini. C'est l'intuition seule

qui permet à l'observateur de réaliser instantanément la synthèse du type, en s'inspirant des signes analytiques que la méthode lui a appris à distinguer et à classer. Ces signes existent ; ils sont inscrits par la Nature sur tout le visage, dans la main et sur tout le corps. Je ne fais qu'attirer l'attention sur ces signes en démontrant qu'ils sont les indices des actions et des réactions de l'électricité nerveuse et de la chimie vitale.

Le naturaliste reconnaît immédiatement par la silhouette, la démarche, la figure ou le cri : le genre, l'espèce, la famille et l'individualité d'un animal. L'observateur prétend, au moyen des signes qu'il relève, trouver aussi immédiatement le genre, l'espèce et la famille psychologique d'un homme.

Dans l'avertissement qui précède le « *Développement de la Série naturelle* », qu'il écrivit en 1856, mon père le docteur FAVRE disait :

« J'entreprends d'introniser une méthode
« aussi simple que nouvelle dans l'étude de
« ce qui nous entoure et nous contient. Je
« commence ici par ce qui nous est objectif,
« c'est-à-dire extérieur ; plus tard, dans la
« *Série humaine* j'aborderai ce qui nous est
« plus directement subjectif, c'est-à-dire personnel. »

L'étude raisonnée de la Typologie m'a conduite, d'après ces principes, a réaliser une
méthode sériaire pour la comparaison des
types humains. Cette méthode me permet de
dresser une classification des tempéraments
et d'établir une échelle des valeurs physiques
et psychologiques.

La série manifeste des degrés et la Science
typologique apparaît comme la perception
exacte des rapports qui existent entre les
signes. En procédant du simple au complexe
et, en s'élevant du plus petit élément observable jusqu'à l'être le plus compliqué, l'objectif et le subjectif ne sont plus que deux
mots exprimant la situation respective de
l'observateur et de l'observé.

L'homme s'observe par comparaison, par
analogie ou par différence. Il est donc indispensable d'établir, pour chaque ordre de la
série, une unité typique à laquelle l'observateur rapporte les figures et les formes. C'est
le gnomon naturel : le *physio-gnomon*, ou in-
dicateur fixe du type dont parlaient Aristote,
Polémon, Adamantius et Mélampode qui ont
fait de la *Physiognomonique* une branche des
sciences naturelles, de la médecine et de la
philosophie.

« La Physiognomonique, dit Aristote, s'oc-
« cupe des passions qui sont dans l'âme et

« des accidents qui les accompagnent ainsi
« que des circonstances qui changent et
« transmutent les signes. Jamais un animal
« fait ou créé n'est tel qu'il puisse revêtir la
« forme et l'âme d'un autre animal. Plus on
« est avancé en science, plus on se convainc
« que chaque être animé doit être considéré
« sous sa forme typique. C'est pourquoi les
« premiers observateurs ont abordé cette
« étude sous trois modes : les uns, d'après
« les genres des animaux, attribuèrent à
« chaque homme une certaine figure ani-
« male correspondant à une espèce d'âme ;
« d'autres distinguèrent le genre même des
« hommes et déterminèrent les signes selon
« les mœurs. D'autres enfin jugèrent que les
« habitudes morales, indiquées par le visage,
« sont les mêmes pour les individus marqués
« des mêmes signes, ce qui leur permit de
« séparer et de classer les types psychologi-
« ques. »

De là trois sortes d'observations : l'observation zoologique, l'observation éthnologi-
que et l'observation psychologique.

La Typologie a pour objet de réunir ces
trois modes d'examens pour faire, au moyen
de trois observations complémentaires, la
synthèse d'un être. Elle établit donc, pour
chaque groupe, un certain nombre de *physio-*

gnonons présentant tous les caractères réunis
d'un type bien déterminé. Ce type n'existe
guère dans toute sa pureté et avec tous les
traits et toutes les formes qui composent le
physio-gnomon.

Mais si un être humain présente, d'une
façon très apparente, un certain nombre des
caractères qui sont propres à un physio-gnomon zoologique, ethnique ou psychologique,
l'observateur classera cet être humain dans
la catégorie qui se rapporte à ce physio-gnomon.

Si des caractères appartenant à divers
physio-gnomons apparaissent nettement dans
un homme, celui-ci possède plusieurs types.

Pour juger des tendances, des instincts et
des facultés qui prédominent en cet homme,
il conviendra de rechercher quels sont les
divers facteurs qui composent sa physionomie.

Le typologue doit donc posséder une connaissance précise des divers physio-gnomons
zoologiques, ethniques et psychologiques
pour établir les rapports qui existent, dans
un individu, entre les signes extérieurs et
les facultés.

Pour répondre aux nécessités d'une science
pratique d'observation, ce livre comprend :

1° Des considérations générales ayant trait

à l'action des milieux et des idées sur la formation et la variation des types humains ;

2° L'étude des points de repère qui permettent de relever le plan du type ainsi que l'étude des formes, de la charpente, des corps intérieurs et des revêtements, double étude qui a pour résultat la distinction et la classification des tempéraments ;

3° Une analyse des diverses tendances instinctives et intellectuelles qui sont à l'origine des phénomènes de la psychologie, un exposé du jeu des facultés sensitives et mentales et une classification des diverses familles d'esprit.

Pour rattacher les types intellectuels à leur origine vitale, je suis obligée d'étudier non pas le détail de l'anatomie mais le jeu des corps humains. L'homme ne peut pas sentir sans nerfs, ni penser sans cerveau ; autrement dit, l'âme et le corps sont étroitement liés dans la vie. Sans arguer que l'une de ces fonctions soit absolument dépendante de l'autre, je constate qu'elles sont intimement unies, que des troubles organiques et mentaux naissent de leur désaccord et qu'on ne peut séparer les organes de la vie des organes de la pensée.

Ma méthode comporte donc une diagnose et une psychologie :

Une diagnose pour déterminer les signes de chaque tempérament d'après les lois de la chimie vitale et la répartition des forces nerveuses.

Une psychologie pour suivre toutes les apparences du *moi* multiple qui se montre dans la physionomie des hommes et nous révèle en eux une succession d'états d'âme dont l'harmonie ne peut se faire que par la conscience.

C'est là l'objet de ce premier exposé typologique. Je n'y puis étudier, avec tous les détails qu'ils comportent, les différents degrés de la Série humaine, mais je veux que cet ouvrage indique au moins la nature scientifique de la Typologie, ses procédés, ses limites, sa portée et ses applications. Je chercherai à montrer dans quelle mesure et dans quel sens les éducateurs et les individus conscients peuvent modifier les types pour les amener à leur plus grande perfection.

CHAPITRE II

QUALITÉS DE L'OBSERVATEUR

Le phénomène de l'observation est en lui-même assez complexe et le don d'observer n'appartient pas à tout le monde. L'observateur possède un tact subtil qui lui permet, en quelque sorte, d'ausculter du regard l'être qui attire son attention.

L'attention est le principe de l'observation et l'observateur est toujours attentif. La faculté d'attention est une manifestation plus ou moins mécanique de l'intelligence. On a pu dire que l'attention est à l'intelligence ce que le geste réflexe est au système nerveux. Il semble donc que l'on doive attribuer comme organes à l'attention ce que Leibniz appelait les « muscles intérieurs de la pensée ».

L'attention est une tension de l'esprit, tension plus fréquente et plus soutenue chez l'observateur que chez les autres, justement parce que l'observateur a une sensibilité spéciale et que ses impressions sont à la fois plus vives et plus réfléchies.

Les impressions qui ont leur cause dans les phénomènes extérieurs sont des sensations ; les impressions qui proviennent d'une réflexion intérieure sont des perceptions.

La sensation produit une émotion, la perception donne une connaissance ; l'une détermine le mouvement, l'autre le règle. L'attention relie la sensation à la perception et par là même conduit l'esprit à exercer sa faculté de comparaison.

La comparaison est un examen que nous faisons des rapports qui existent entre des idées ou entre des objets pour en apprécier les différences ou les ressemblances, afin de mieux juger leur nature et leur valeur. La comparaison a pour conséquence un raisonnement déductif ou inductif : c'est un phénomène de la pensée qui tient à l'attention et qui la prolonge.

L'attention, en effet, se développe par l'exercice. Elle est suscitée par la curiosité, soutenue par le désir de savoir, augmentée par la réflexion et dirigée par la volonté.

L'éducation de l'attention est de la plus grande importance ; elle comporte une sorte de gymnastique mentale, et une répétition volontaire ou mécanique de certains gestes intellectuels. Cette répétition se fait naturellement chez l'observateur et artificiellement chez les autres qui sont plus ou moins distraits et ne perçoivent d'impressions que si ces impressions affectent directement un de leurs sens. L'observateur, au contraire, a une perception synthétique des objets ; tous ses sens sont à la fois émus, ou plutôt il semble que ses sens se résument et s'unifient en un seul **le Tact**. Le tact lui donne la connaissance claire, directe et entière des rapports qui existent entre une idée et son objet.

Quiconque cherche à observer, d'abord par le détail, une physionomie humaine, a grande chance de se tromper, parce que cette manière de procéder conduit à reconnaître à chaque détail un caractère général qu'il ne saurait avoir. C'est, au contraire, la forme d'ensemble qui doit frapper l'attention de l'observateur pour l'amener à comparer cette forme avec d'autres formes connues ; il faut ensuite qu'il compare entre elles les différentes parties du corps et du visage d'un même individu. Cette comparaison même lui rappelle d'autres formes déjà vues en d'autres hommes. L'attention provoque ainsi certains mouvements de sa pensée. Ces mouvements sont déterminés par des impressions qui ont frappé ses sens physiques ou ses sens psychologiques.

J'appelle *sens physiques* les cinq modalités du tact qui répartissent au cerveau les impressions que leur donnent les objets extérieurs.

Pour observer, l'homme se sert surtout de la vue, de l'ouïe et du toucher ; il regarde, il écoute ou il palpe. L'observateur, quant à lui, se trouve sensibilisé à distance en raison de l'affinement de ses sens intérieurs ou psychologiques. J'appelle ainsi les cinq facultés principales qui reçoivent et répartissent les sensations intimes sans que, dans la vie de relation, la présence immédiate d'un objet tangible soit nécessaire. Ce sont :

> Le sens vital,
> Le sens affectif,
> Le sens intuitif,
> Le sens imaginatif,
> Et le sens mnémonique.

Le sens vital et le sens affectif sont communs à tous les hommes, mais non le sens intuitif, le sens imaginatif et le sens mnémonique qui sont parfois atrophiés ou absents.

Le sens vital est la faculté d'attaque et de défense que possède un être vivant. Tout ce qui touche au sens vital provoque une réaction plus ou moins violente, suivant que ce sens intérieur est plus ou moins développé.

Le sens *affectif* se rapporte aux besoins et aux passions. Il a, par rapport à l'individu lui-même, un fonctionnement direct ou indirect : un fonctionnement direct, si l'être est égoïste et absorbant ; un fonctionnement indirect, si l'être est déperditif et naturellement dévoué.

Le sens *intuitif* est la faculté de percevoir les rapports et de pressentir les causes de toutes choses sans le secours du raisonnement. « L'intuition spontanée est la vraie logique de la Nature, disait Victor Cousin, et elle est à l'origine de toutes nos connaissances. » L'intuition est pour l'observateur ce que le sens des couleurs est pour le peintre, ce que le sens des formes est pour le sculpteur, ce que le sens des sons est pour le musicien. C'est une sorte de conscience intérieure qui devine immédiatement l'enchaînement des effets et des causes et qui discerne, à travers les êtres, ce qui est essentiel à leur nature ou spécial à leur fonctionnement.

Le sens *imaginatif* est la faculté de se représenter les objets et les êtres à son gré et en dehors de toute réalité immédiate et fatale, c'est une transposition des apparences et des formes qui mène au rêve, à la création poétique, aux combinaisons mathématiques, à tous les arts et à toutes les inventions.

Le sens *mnémonique* est la faculté d'association des objets et des idées par la mémoire;
c'est la faculté de se souvenir des faits et
des choses ainsi que de l'enchaînement des
symboles et des mots.

Tous ces sens intérieurs sont très développés chez l'observateur et c'est l'acuité plus
ou moins prononcée ainsi que la délicatesse
plus ou moins grande de ces facultés qui
donnent une valeur variable à l'observation.
Si le sens vital est trop prédominant, l'observation devient instinctive et intermittente; si
le sens affectif est de fonctionnement direct,
l'observateur cherche sa propre satisfaction
ou son propre avantage dans l'observation.
Si le sens affectif est, au contraire, de fonctionnement indirect, c'est l'intérêt de l'être
observé qui guidera l'observateur et il ne se
préoccupera point de sa propre personnalité.

Si le sens intuitif, trop accentué, concorde
avec un développement exagéré du sens
imaginatif, l'observation sera dépourvue de logique et de contrôle : l'observateur s'en rapporte au hasard et n'enchaîne pas les effets à
leurs causes. Il procède par symboles, par
métaphores, par jeux d'esprit et son observation n'a pas le caractère scientifique qu'elle
acquiert lorsque le sens mnémonique vient
seconder l'intuition en rappelant à l'esprit

de l'observateur le souvenir d'expériences
précédentes, pour lui permettre la comparaison immédiate des signes qu'il relève et de
ceux qu'il a vus déjà.

Art, science, intuition, telle est la triple
assise de la Typologie. Par l'art, l'observateur de la physionomie humaine acquiert des
procédés et il se crée une esthétique. Par la
science, il remonte aux principes même de
la vie, cherche les lois du développement
des germes ainsi que des métamorphoses organiques et se fait une méthode. Par l'intuition, l'imagination, la mémoire, il relève, il
fixe, il retient les signes; il leur donne leur
juste valeur et traduit ainsi son observation en langage saisissant et clair. Tant vaut
l'observateur, tant vaut la traduction, car le
langage dépend de la culture intellectuelle
et littéraire de celui qui parle. Elle dépend
aussi de son état d'esprit, de l'harmonie habituelle ou du désordre de ses sensations, de
ses perceptions, et de ses raisonnements. La
traduction varie donc suivant les dons naturels du traducteur. J'estime que chacun interprète les signes d'après son propre tempérament et que la valeur de la traduction
dépend encore de celui qui l'écoute.

L'observateur ne doit pas troubler celui
qu'il examine et il ne doit pas se troubler

lui-même ; il lui faut être maître de ses impressions, très sûr de l'harmonie de ses sens
intérieurs et de l'impartialité de son jugement. Sa faculté d'attention et sa faculté de
comparaison doivent être constamment en
éveil, car il fait simultanément trois choses :
il regarde, il discerne, il traduit ; et ces trois
opérations sont en lui si rapides qu'en raison
de son intuition innée et de ses connaissances acquises, il trouve, instantanément, l'expression juste qui caractérise un type. Il doit
être tellement rompu à cet exercice de la
pensée que l'enchaînement des apparences
et des réalités se fasse immédiatement dans
son esprit dès que les signes qu'il connaît
frappent ses yeux.

La méthode d'observation typologique a
précisément pour objet d'indiquer et de coor-
donner ces signes.

Les équilibres et les désharmonies intimes
se révèlent par des mouvements, des formes
et des expressions. En effet, les traits s'allongent, se resserrent ou s'épanouissent suivant les émotions, les passions, les sentiments, les contraintes ou les maladies. Le
temps, les circonstances, les habitudes modèlent le type apparent. Les rides et les mé-
plats, les lignes et les reliefs ainsi que la
structure et la pigmentation des tissus, la

nature des ongles et l'état de la peau,
nous apprennent quel est chez un être humain le jeu des muscles et des nerfs. Tous
ces signes sont, en outre, les indices des distillations et des réactions de la chimie vitale;
et de même qu'en chimie, telle couleur qui
apparaît ou disparaît, tel mouvement, telle
effervescence indiquent la présence de tel ou
tel agent dans les combinaisons, de même,
en typologie, un réflexe habituel ou accidentel, une nuance fugitive ou constante nous
révèlent l'action de tel ou tel élément dans
l'économie générale et dans le domaine
psychologique. L'être moral en effet trans-
paraît sous l'être physique.

Le typologue compare les états d'âme et
les états de santé du sujet qu'il examine et
connaît ainsi les pensées familières de l'individu, ses impulsions, ses appétits, ses facultés et même ses tares. C'est son tact de savoir ce qu'il doit dire et ce qu'il faut taire
afin de rassurer, de guider et d'amender au
besoin celui qui s'adresse à lui.

En public, l'observation ne peut-être que
superficielle et l'observateur doit se borner à
quelques paroles.

« C'est un devoir d'humanité, disait Nietzs-
che, de respecter les masques et de ne pas faire
hors de propos le psychologue et le curieux. »

CHAPITRE III

Le milieu est l'ensemble des conditions naturelles ou sociales dans lesquelles se déroule fatalement une vie humaine. Sous l'influence du milieu, le type se forme et se transforme.

Depuis que la lutte pour la vie oblige la femme à quitter son foyer pour travailler dans des usines ou des ateliers, tandis que l'homme devient fonctionnaire de l'État ou de quelque grande compagnie, les types neutres se multiplient. Les habitudes sociales, les nécessités du travail, les exigences de la mondanité et même les préjugés philosophiques ou politiques modèlent les êtres humains de telle sorte que l'on doit le plus souvent classer les types d'après les milieux.

Les milieux exercent une très grande influence sur notre vie, et non seulement sur notre vie mais aussi sur notre structure et nos attitudes. Les milieux, en effet, sont contraires, hostiles, indifférents ou favorables au développement de l'individu. Parmi ces milieux il en est que l'homme choisit et d'autres qu'il subit : ce sont des fatalités que la vie lui impose ou que l'homme se crée.

L'être humain, au cours de son existence, passe par une suite de milieux : d'abord le milieu maternel qui lui fournit les premières conditions d'un développement normal ou anormal ; puis le milieu natif que lui constituent son lieu de naissance, sa maison et sa famille ; ensuite le milieu scolaire où il croît et s'instruit ; enfin les milieux sociaux tels que la nation, la caste, la carrière l'influenceront ainsi que les milieux artistiques, littéraires ou mondains. Il s'est créé de nos jours une foule de milieux artificiels de sorte que, de plus en plus, la valeur se mesure et se nivelle au type banal de quelque collectivité.

« Il me semble, disait déjà La Bruyère, que « l'on dépend des lieux pour l'esprit, l'humeur, « la passion, le goût et les sentiments. »

Suivant sa complexion et son tempérament, un être réagit contre le milieu, ou bien il est dominé, subjugué, annihilé et transformé par ce milieu. Les espèces humaines subissent donc les mêmes conditions que les espèces animales, et une variation de milieux leur impose une évolution différente.

J'ai connu des enfants que leur type natif ne prédisposait pas à la nervosité ni au spleen et qui étaient en proie à tous les troubles d'une fièvre continue. Ces enfants avaient été élevés en Sologne. Sous l'influence de ce milieu paludéen un tempérament spleenétique s'était greffé sur leur tempérament primitif. Beaucoup d'adultes, après un séjour dans les colonies, sont sujets à des accidents du même genre.

Peu à peu, la forme de certains traits de la figure humaine se modifie sous l'influence persistante du milieu, et par là se crée un type de pays. C'est ainsi que l'homme des plaines n'a ni le même tempérament ni la même physionomie que l'homme des montagnes ; c'est également ainsi que leur visage, leur attitude, leur tournure distinguent les gens du Midi des gens du Nord, les hommes de l'Orient des hommes de l'Occident. Chaque contrée constitue un milieu qui modifie et fixe les types ; ceux qui ne peuvent se transformer dépérissent et meurent.

Tout être qui n'appartient pas à notre propre milieu nous est étranger, indifférent ou hostile ; nous ne l'admettons pas, nous le raillons parce qu'il n'est pas de notre race ;

lui-même nous méconnaît ou nous méprise en vertu de son type ethnique qui diffère du nôtre.

Le type ethnique dépend d'un milieu : climat, terre, faune et flore, alimentation, mœurs héréditaires et coutumes nationales, tels sont les éléments du milieu qui assurent la perpétuité de tel ou tel type humain. Les hommes qui viennent envahir ce milieu ethnique sont obligés d'y modifier leur propre type, de sorte qu'au bout d'un temps plus ou moins long ils ont pris le type ethnique de ce milieu ; s'ils ne s'y acclimatent point, ils sont obligés de changer à leur usage les conditions de ce milieu ou de disparaître. Donc le type varie en s'adaptant au milieu ou bien l'homme change le milieu pour l'adapter à sa vie. C'est peut être à ces fatalités que répond la diversité des races, du moins sommes-nous certains que de là viennent la plupart des inventions des civilisations.

Le type ethnique ou type de race n'a vraiment toute sa force et toute sa beauté que dans le milieu propre à son développement. Le Chinois dans ses rizières, le nègre dans sa brousse et ses forêts sont vigoureux et beaux ; au contraire, l'Européen dans les marais d'Asie ou sous le soleil d'Afrique souffre au point de perdre sa physionomie native.

Ce n'est pas en vain que les fondateurs de peuples se préoccupaient de donner aux races une hygiène, des mœurs, des lois qui convinssent à chacune d'elles. Les diverses races de l'antiquité n'avaient pas les mêmes formations physiques et mentales. De même, les diverses races de l'Europe présentent encore des types qui exigent des régimes divers. Nier l'autonomie physiologique et intellectuelle des différentes espèces humaines, c'est non seulement une folie mais un danger, car on méconnaît ainsi les nécessités naturelles dont nous dépendons même à notre insu.

Chaque milieu crée son type propre et chaque siècle nouveau crée un milieu où les types sont en quelque sorte pétris pour répondre à des nécessités nouvelles. Pour recomposer des types purs, il nous faudrait recomposer les milieux primitifs, ce qui nous est impossible. Aussi avons-nous peine à comprendre les types antiques, puisque nous n'avons plus les milieux où ils se développaient.

Quand ces types n'étaient pas préparés dans les gynécées ou dans quelque temple, l'esclavage, que la cité antique réglementait à son gré, servait à leur formation.

L'esclave était considéré comme un bétail

humain'; les lois qui régissent les sélections, les croisements et la culture des races animales lui étaient appliquées par les maîtres qui étaient soucieux de la prospérité de leur cheptel.

Au Moyen Age, les églises et les châteaux purent encore modeler les types de la glèbe et certains Ordres purent créer cette forte caste que l'on appela bourgeoisie ou tiers état. De nos jours, la métamorphose des types s'accomplit sans que personne en dirige les phases. Cette métamorphose semble distiller la substance humaine en donnant la prépondérance au système nerveux sur les autres systèmes vitaux. Les races européennes se sont modifiées depuis l'introduction de l'alcool ; les excitants et les stupéfiants ont transformé les tempéraments de telle façon que presque tout le monde est devenu neurasthénique ou névrosé. D'autre part, dans un milieu trépidant, saturé d'électricité et sans cesse bouleversé, les surmenages intellectuels en se multipliant greffent des types nouveaux sur les anciens types naturels et psychologiques.

Lorsqu'ils sortent de leur milieu d'éducation, les adolescents ont reçu le *coup de marteau* et, en effet, le type qu'ils ont acquis est l'empreinte d'une collectivité qui a neutralisé,

altéré ou remplacé le type natif. Ce type
social, étant l'élément d'une synthèse, n'a de
valeur que par son milieu. L'individu qui
porte ce type manque d'initiative pour établir sa personnalité.

Le type individuel, au contraire, se différencie et se détache du milieu ; il est indépendant au point qu'il peut devenir attractif
des êtres qui l'entourent et modifier le milieu.

Discerner les éléments valables dans les
milieux qui les absorbent et les en dégager,
ou bien classer les êtres qui n'ont pas de personnalité dans les milieux qui les comportent,
telle devrait être la tâche sociale de l'observateur. C'est en distinguant dans leur complexion
et leur tempérament les signes d'indépendance ou de passivité dont les individus peuvent être revêtus que le typologue découvrira
quel milieu leur convient ou comment ils
peuvent éviter les inconvénients du milieu
qu'il leur faut subir.

Il est rare, en effet, que les circonstances
permettent à un être humain de mener une
existence vraiment conforme à son tempérament natif. Le plus souvent, l'individu, mal
renseigné sur son fonctionnement physiologique ou contraint par des volontés auxquelles
il n'a pu se soustraire, a embrassé une carrière ou pris des occupations plus ou moins

contraires à son tempérament. Il est généralement trop tard pour qu'il change sa voie.
Le plus sage est qu'il établisse des compensations, soit d'activité soit de repos, aux désordres qu'apportent dans son économie vitale
les inerties ou les surmenages qui sont inhé-
rents à sa profession.

S'il s'agit d'un enfant, les décisions sont
encore plus nécessaires, sinon plus faciles.
L'enfant est si malléable que le milieu, quel
qu'il soit, agit sur lui de façon à développer
tout de suite ou à détruire d'un coup ses
facultés natives. Bien peu de familles comprennent l'importance de la culture du type
et la plupart ignorent les moyens de suivre
et de modifier heureusement l'évolution physique et morale de leurs enfants.

Il est d'autant plus nécessaire à notre
époque de se préoccuper de la culture du
type que, par suite du mélange constant des
castes et des races, le type des enfants est
loin de répondre à celui des parents. Tel
type allemand apparaît dans une famille
française, tel type espagnol dans une famille
flamande, tel type italien s'égare dans une
famille germanique. Il n'est même pas rare
aujourd'hui de trouver dans les familles
européennes des types asiatiques, des types
africains et même des types de l'hémisphère

austral ; c'est que cette force naturelle de la
génération qui traverse les siècles, et que
nous nommons l'atavisme, fait apparaître
soudain, dans un temps et dans un milieu
qui ne les comportent pas, quelque élément
absolument étranger à l'époque et à la
famille.

Tout être, ainsi pourvu d'un type différent
des types qui l'entourent, a grande chance
de dépérir, parce qu'il n'a pas son milieu ;
et comme on ignore tout autant son tempérament que sa mentalité, on le repousse, on
l'humilie, on nie sa valeur possible et l'on
s'exaspère dès qu'il manifeste des instincts,
des facultés ou des sentiments auxquels le
milieu ne se prête point. Dès lors, un autre
danger menace cet être d'exception. L'injus-
tice du milieu familial ou social l'indigne ou
le décourage.

A mesure que ses gestes contradictoires
le détachent du milieu, il y apparaît *aliéné* ;
car il manifeste des tendances, des activités,
des initiatives ou des enthousiasmes qui n'ont
pas cours dans son pays, son monde ou son
temps.

S'il est de tempérament nomade et qu'on
lui ménage une vie trop sédentaire, il fuit
ou il devient mélancolique ; il a la folie de
l'espace et la nostalgie du mouvement.

S'il est de tempérament aventurier dans une époque de paix, il ne trouve pas l'emploi de son activité ; on raille ou l'on réprouve ses initiatives, et cet homme qui, dans un autre temps, aurait été peut-être quelque grand soldat, n'est plus qu'un criminel ou un raté. Que lui manque-t-il ? L'opportunité des circonstances et un milieu qui le comporte.

Si l'être indépendant a un tempérament d'Oriental et qu'on l'oblige à une activité continue, il tend à échapper par le sommeil ou par l'ivresse, car le sommeil comme l'ivresse isole l'individu du milieu dans lequel il vit et lui crée un milieu artificiel où il se réfugie pour oublier.

L'ivresse comme le sommeil, comme le délire, comme le rêve est une aliénation. L'aliénation est le transport de l'être intérieur en dehors du milieu où agit l'être visible. L'être intime alors perçoit des choses que les autres hommes ne sentent, n'entendent, ne voient, ni ne soupçonnent ; aussi est-il considéré comme fou, obsédé ou halluciné. C'est que l'être d'exception a la nostalgie du milieu dans lequel il eût dû naître. Il tend donc à se dérober au milieu ambiant qui lui demeure hostile ou étranger et, par là même, il encombre, gêne, perturbe et scandalise les gens de ce milieu.

En réalité, c'est un nostalgique qui a le sentiment de l'exil, et la seule manière de conjurer le trouble nerveux et psychologique dont il souffre serait de le rapatrier dans le milieu qu'il regrette, sans même l'avoir connu.

L'être séparé de son milieu s'étiole : c'est une loi fatale. Il y a des hommes qui ont la nostalgie de pays qu'ils n'ont pas vus et d'un temps différent du leur : les uns ont la nostalgie du désert, d'autres la nostalgie du cloître, d'autres encore la nostalgie des camps et combien de femmes ont la nostalgie des cours royales du passé ?

Ces êtres humains rêvent, dans la veille ou dans le sommeil, de ces milieux disparus ou impossibles et, pour s'abstraire du milieu où il leur faut vivre, ils s'habituent à une distraction perpétuelle ou se laissent aller à une incessante tristesse.

L'observateur ne s'occupe point du lieu de naissance et il rattache le type à son véritable milieu. Que lui importent, en effet, la famille, le temps et les circonstances apparentes si l'atavisme, qui est la marque du caractère ancestral, lui indique que l'origine de l'individu est en dehors de son pays et de ses ascendants connus ? Si cet homme n'est pas de son temps, pourquoi ne saurait-il pas

à quelle époque il appartient et pourquoi ne
pas lui faire connaître combien les mœurs,
les coutumes et les idées sont différentes
dans le lieu dont il relève ataviquement et
dans le temps auquel il semble appartenir ?
Il faut qu'il puisse comparer ses impressions
contradictoires pour choisir entre les directions où peuvent l'entraîner ces impressions
contraires, de manière que sa sensibilité
d'exception ne le trouble plus et qu'il se
satisfasse à suivre une loi d'évolution différente de la loi du vulgaire.

Le typologue révèle à ceux qu'il examine
leur mentalité, leur tempérament, la gêne,
l'hésitation, les répugnances qu'ils éprouvent
dans la conduite ordinaire de leur vie. Il leur
dit comment ils peuvent respecter les idées
des autres sans sacrifier les leurs ; il leur
apprend à organiser leur existence pour trouver leur équilibre : c'est toute une diplomatie
de leur destinée qu'il leur enseigne.

Les traits distinctifs des races révèlent
chez les êtres qui en sont marqués non
seulement les instincts, les tendances, les
aspirations et les forces du type ethnique
qu'ils présentent, mais encore les tares, les
maladies, les faiblesses et les défauts de ces
races.

De même en est-il pour ces types d'époque,

ces types de pays ou ces types de fonction
qu'a fixés la génération. Les gens qui apportent en ce monde un type militant et aventurier du XVI⁰ siècle, un type parlementaire
du XVII⁰, un type mondain ou philosophe
du XVIII⁰, un type révolutionnaire ou un type
romantique auront instinctivement, en dehors même de leur volonté, les qualités et les
défauts de ces types. Mais ils auront en
même temps des dispositions à prendre
les maladies de la race, de la caste ou de
l'espèce de leur atavisme.

Or l'harmonie du type avec son milieu
actuel est d'autant plus difficile que l'individu
s'éloigne davantage des types qui l'entourent.
L'équilibre personnel des êtres qui ne trouvent pas dans le temps et le lieu de leur
génération le milieu concordant à leur évolution, est fort compromis. Ils ne peuvent
attendre que d'eux-mêmes cet équilibre et, le
plus souvent, ils sont obligés à toute une
action de défense, de résistance et de négation de l'ambiance pour se conserver une
autonomie.

CHAPITRE IV

MULTIPLICITÉ DU TYPE

Chaque groupe de types humains possède une forme de mentalité particulière que nous revèle sa physionomie. En effet les modes de perception ne sont pas les mêmes chez les hommes doués de facultés différentes et les philosophes, en donnant une expression aux pensées du groupe auquel les rattachait leur type d'esprit, n'ont fait que manifester le tempérament sensitif et intellectuel des diverses familles de l'humanité.

Un philosophe emploie sa faculté dialectique à justifier dans tout un système du monde ses propres instincts et tous les êtres humains qui obéissent aux mêmes instincts trouvent leur justification dans les raisonnements du philosophe. Celui-ci réalise donc, en traduisant tout naturellement son propre tempérament, le type mental du groupe humain dont il définit la sensibilité.

Il donne, sous la forme de l'absolu, l'expression d'une loi morale à laquelle se soumettent naturellement les hommes doués du même tempérament que lui. En même temps, il pose les bases du raisonnement logique en vertu duquel la collectivité à laquelle il appartient aura le droit et le devoir de méconnaître ou de nier les sentiments et les idées des collectivités qui lui sont étrangères. Ces autres collectivités trouvent elles-mêmes leur absolu dans le système de quelque autre philosophe qui s'est appliqué à préciser les formes de pensée et de sentiment qui sont naturelles à ce groupe d'hommes. C'est ainsi que les philosophies se sont multipliées pour répondre à la nécessité de codifier, en les justifiant, les différentes lois vitales qui régissent l'intelligence et l'instinct des familles humaines.

La loi de conscience, qui permet à l'homme de se gouverner lui-même et de percevoir les rapports qui sont nécessaires entre les êtres, est donc multiple ; l'autonomie d'un groupe humain diffère de celle d'un autre groupe et de même en est-il pour les individus. C'est pourquoi les physionomies, en portant l'empreinte des diverses passions qui agitent l'homme intérieur, nous révèlent à quelle loi de formation morale cet homme intérieur fut soumis et quel mode de perception répond à son tempérament.

Les deux seuls modes de perception qui soient en notre pouvoir sont les sens pour le monde extérieur et physique et l'intelligence pour le monde intérieur et psychologique. Quant au monde métaphysique, où nous cherchons les raisons dernières des phénomènes de conscience, nous ne pouvons l'atteindre que par hypothèse ou par comparaison. Il ne tombe pas sous le contrôle de nos sens et ne relève pas de nos facultés de déduction. Il faut donc, par rapport à l'homme, admettre une catégorie de l'*inconnu* dans laquelle rentrent tous les phénomènes inexpliqués par la Science. Cet inconnu recule à mesure que s'étend le champ de nos connaissances, mais si peu nombreux et si réduits qu'on les suppose, il restera toujours des faits non sériés ainsi que des influences matériellement insaisissables.

Pour le typologue comme pour le philosophe c'est dans cet inconnu que se trouvent le principe et la fin d'un être humain. L'observateur ne sait de façon certaine ni d'où cet être vient, ni où cet être va. Cependant il prétend découvrir, d'après des signes extérieurs, les mouvements intimes et la loi de l'évolution particulière que permettront à cet individu son type, son genre et son espèce.

Le type est un ensemble de caractères physiques qui sont coordonnés en vertu d'une logique spéciale et qui correspondent à des caractères psychologiques et moraux, de telle sorte que l'être en reçoit une physionomie personnelle.

Le genre, produit de l'ancestralité, est l'expression d'une des harmonies de la Nature; il consiste en un ensemble de caractères généraux, communs à plusieurs espèces.

L'espèce est une modification du genre qui se perpétue par l'hérédité (1). Dans l'étude du type, elle est d'une bien autre importance que le genre, étant d'un caractère moins général et comportant des éléments d'où dépendent plus spécialement les types eux-mêmes.

La transmission des germes morbides amène des variations de l'espèce, car ces ger-

---

(1) Le conceptualisme a défini le genre « ce qui engendre l'espèce » et l'espèce « ce qui engendre l'individu ». Les scolastiques définissaient toutes choses par le genre prochain et la différence spécifique.

Le genre suprême est celui qui ne peut pas devenir espèce par rapport à un genre supérieur. Le genre est commun à plusieurs espèces, mais les espèces d'un genre ne peuvent se confondre avec celles d'un autre et ainsi la Nature établit nettement l'autonomie du genre. « La fécondité continue, dit Flourens, est le caractère de l'espèce. »

mes morbides déterminent dans le nouvel organisme la présence d'éléments parasitaires qui en produisant des métamorphoses créent des types nouveaux. Les névroses, si fréquentes à notre époque, ont déjà greffé des types artificiels sur les types naturels.

« Les névroses en effet, ainsi que le dit le
« Professeur Raymond, sont des maladies à
« lésions ignorées. Ces altérations peuvent
« être d'ordre chimique (état trouble des cel-
« lules, différences de fixation des matières
« colorantes); elles peuvent être simplement
« physiques. Il se produirait alors dans l'or-
« ganisme quelque chose de comparable à ce
« qui se passe dans un barreau de fer doux
« aimanté; dans ce nouvel état on ne con-
« naît rien, absolument rien qui distingue le
« barreau de fer de ce qu'il était avant l'ai-
« mantation, si ce n'est ses propriétés physi-
« ques toutes nouvelles ».

Il en est de même dans l'ordre psychologique. Alors que pour une personne inattentive tout paraît semblable dans un être avant ou après les grandes crises morales où tombent et renaissent sa foi et son enthousiasme, l'observateur perçoit au contraire toute une modification momentanée ou constante de l'état intime de l'individu. Cet homme a acquis ou perdu son aimantation.

L'aimantation psychologique est une communication de magnétisme à un être susceptible d'acquérir des qualités attractives. Le magnétisme humain est une force très-mystérieuse dans ses principes et dans ses fins. Nous n'en percevons que les résultats qui sont les courants de sympathie et d'antipathie. L'attirance et la répulsion sont instinctives. Elles semblent produites l'une et l'autre par les réactions du sens vital et du sens affectif. Ces réactions déterminent dans l'organisme et dans le système nerveux des impressions que trahissent les jeux de la physionomie.

Les idées elles-mêmes dégagent leur magnétisme, l'individu les reçoit ou les repousse d'après la nature particulière de son tempérament moral.

En raison du jeu fort complexe du système nerveux, l'organisme humain est aussi bien perturbé par des idées inassimilables que par des poisons.

La plupart des hommes sont à notre époque obligés d'acquérir des rudiments hétérogènes de philosophies disparates. Généralement ces fragments de systèmes correspondent assez mal à leur tempérament et deviennent dans leur pensée la cause d'incohérences qui déterminent de déplorables formes héréditaires de mentalité.

Actuellement, le mélange des castes et des races ainsi que la multiplicité des idées et des connaissances ne permettent guère aux hommes d'être assez simples pour n'avoir qu'un fonctionnement unique à travers leurs actions. Plus la femme et l'homme sont dans un état avancé d'évolution psychologique, plus leur type a de chance d'être multiple. Aussi nombre d'individus revèlent-ils à l'observateur des principes de directions différentes. Comment déterminer l'autonomie d'hommes dont l'équilibre mental se trouve compromis à chaque prédominance de l'un des types qui les constituent et qui sont contradictoires ? De tels êtres sont le champ d'action de forces contraires ; c'est une lutte permanente où il n'est ni vainqueur ni vaincu puisque chaque terme psychologique n'est momentanément assujetti que pour reprendre sitôt après la pleine puissance, du moins tant que la conscience n'arbitre point ces conflits.

Les anciens philosophes ont tous considéré qu'un même homme avait en lui plusieurs principes de mouvement. Platon a supposé qu'un seul corps renfermait plusieurs âmes ayant des opérations différentes. Aristote aussi distingue quatre sortes d'âmes : l'âme nutritive, l'âme sensible, l'âme locomotrice et l'âme raisonnable, ce ne sont pas d'ailleurs pour lui des substances différentes, mais des fonctions hiérarchiques se concrétant dans l'homme.

Les scolastiques et Saint Thomas, au Moyen Age, ont admis cette distinction d'Aristote et ces modes intimes d'action dans l'homme de forces aussi diverses que celles dont les signes se marquent dans le type. Cependant ils considéraient le *moi* humain comme indécomposable, permanent, identique à lui-même, tout en séparant en deux substances différentes, l'âme et le corps. Toutefois ce n'était point assez pour eux d'entrevoir une multiplicité de principes de mouvement intérieur dans l'homme, puisque leur théorie de la possession leur faisait envisager la possibilité pour l'individu d'être envahi par une multitude d'âmes étrangères à la sienne. Ils entraient ainsi dans le domaine métaphysique et dans cette catégorie de l'*inconnu* où le typologue s'interdit de pénétrer parce que la nature même du phénomène psychologique dont il relève les signes échappe à son observation. Déjà les obsessions, les asthénies, les phobies, les manies et les hallucinations ne paraissent-elles pas avoir, en dehors des causes viscérales et organiques que nous pouvons leur assigner, d'autres causes cachées et supra-nerveuses qui les rendent épidémiques ou héréditaires. Ces maladies à lésions ignorées peuvent être les signes de métamorphoses du type humain, métamorphoses dont les phases mystérieuses sont à peu près insaisissables, parce que nous ne disposons pas de moyens de contrôle assez précis et assez sûrs pour les suivre en remontant jusqu'au principe même du mouvement.

Les savants modernes ont vu le *moi* complexe, multiple et susceptible de changements, suivant les moments et les circonstances. En même temps, au lieu de concevoir l'âme comme un principe purement immatériel et dégagé du jeu physiologique, ils ont reconnu que l'âme est intimement liée au mécanisme des organes et des systèmes nerveux. En considérant la dépendance étroite du *moi* et de la personne physique, les dynamistes sont même arrivés, avec la fatalité mécanique des réflexes, à un déterminisme absolu.

L'être humain, vu de l'extérieur, leur est apparu comme un ensemble de mouvements moléculaires auxquels correspondent les phénomènes moraux, tandis que la personnalité individuelle, vue de l'intérieur, ne leur semblait être qu'une collection de phénomènes psychologiques s'échelonnant depuis les plus simples qui sont à peine conscients jusqu'aux plus complexes qui constituent les

opérations de l'intelligence et de l'entendement.

Les philosophes contemporains ont, avec
Taine, étendu cette compréhension mécanique de la Vie à la Nature entière. Par analogie ils ont rapproché les phénomènes mentaux
observés chez l'animal des phénomènes
psychologiques constatés chez l'homme et
ils ont admis que la vie végétale présente
certaines conditions du même ordre. Ils ont,
en outre, considéré les affinités chimiques
ou magnétiques comme les rudiments de
phénomènes mentaux et sentimentaux. Ils
ont ainsi établi la Série philosophique des
êtres en descendant de l'homme conscient
jusqu'au minéral insensible, de manière à
exposer une sorte de Psychologie universelle du mouvement.

Ayant constaté que les phénomènes de
conscience très compliqués chez l'homme
étaient accompagnés de mouvements moléculaires du système nerveux, ils ont procédé par une série d'éliminations du complexe
au simple et ils ont passé ainsi de l'homme
doué de conscience, capable de réflexion et
d'abstraction à l'animal doué d'instinct mais
incapable d'abstraire, puis de l'animal au
végétal doué de sensibilité et enfin au minéral doué seulement du mouvement chimique.

En admettant l'identité absolue du phénomène moral et du phénomène physiologique
qui l'accompagne, ils arrivent fatalement à
une compréhension toute mécanique de la
Vie et sont entraînés à se guider en philosophie presque exclusivement par les lois
et les procédés mathématiques de la physique
expérimentale. La logique mène alors à un
positivisme tel que le lien entre le monde
naturel et le monde psychologique échappe
à tout contrôle et à toute observation.

C'est en procédant par synthèses et par
comparaisons et non par éliminations et
analogies que le typologue établit la Série
humaine des types physiques et psychologiques. Il série du simple au complexe en
remontant progressivement en l'homme du
plus petit élément vital jusqu'à l'organisation
la plus complète et de l'homme observable
jusqu'à l'être qui est caché sous la personnalité apparente. C'est ainsi qu'il relève les
éléments de sa connaissance et que de degré
en degré il découvre de nouveaux caractères.
Au lieu d'arrêter arbitrairement un des
termes supérieurs de la série pour en redes-
cendre jusqu'au plus petit élément, il s'élève
de ce plus petit élément et aussi loin qu'il
s'élève, ne ferme jamais sa série, qui n'a
d'autre limite que les limites de la Science.

Dans chaque terme d'une série humaine,
le typologue découvre toujours les signes
d'une psychologie. L'individu extérieur doit
être, en effet, considéré comme la traduction
plus ou moins fidèle d'un être moral. Le *moi*
multiple d'un être moral apparaît dans des
signes qui nous révèlent les états d'âme
correspondant aux types divers de cet être.

Le *moi* n'est pas plus identique à lui-même
dans le temps qu'il n'est un dans le présent.
Chaque *moi* du même être peut, à un moment
donné, prendre une forme devant la conscience.

Si l'instinct, la sensibilité, l'imagination,
l'intelligence se trouvent alors en contradiction, comment leur découvrir un nom
commun pour totaliser le type ? Ce sont des
unités concrètes qui se comparent et se
mesurent, c'est une pluralité de vies réelles
dans une seule vie apparente. Cette vie
apparente est celle de la personnalité visible ;
mais cette personnalité masque trop souvent
l'anarchie intérieure de l'individu qui est
impuissant à faire la somme de ses diverses
énergies.

L'instinct vit, la sensibilité s'accroît,
l'imagination se développe, l'intelligence
assimile et rejette, et cependant il y a
antinomie, contradiction, lutte et guerre
entre ces termes différents. De là des

angoisses, des impatiences, des troubles nerveux et organiques, une aliénation des
viscères, des sens ou du cerveau.

Plusieurs êtres existent dans cet être : sa
physionomie nous le révèle. Il semble que
plusieurs existences se déroulent dans cette
vie et s'y totalisent. On rencontre souvent
des types antiques qui sont égarés dans notre
siècle, des types exotiques ou sauvages qui
sont perdus au milieu de notre monde et de
nos civilisations. D'où viennent-ils pour
renaître ainsi en dehors du temps et de
l'espace ? Le *moi* est multiple dans le présent,
le serait-il dans le passé ?

Certains hommes ne peuvent s'expliquer
qu'en pensant à des vies successives les
composantes ethniques, naturelles ou sociales
de leur type. Le *moi* vivant apparaît comme
une ligne brisée d'états de conscience successifs dont l'unité n'est faite que par la
mémoire. Or, parmi les hommes, les uns se
souviennent de leurs impressions, les autres
oublient complètement ou en partie ce qu'ils
ont éprouvé ; mais certains semblent se
souvenir d'existences antérieures. On dirait
qu'ils ont la mémoire d'états lointains par
lesquels ils auraient passé en d'autres temps,
en d'autres lieux, sous d'autres formes, avec
d'autres mentalités. Et de fait, ils s'expliquent

ainsi de singulières manifestations psychologiques et rattachent tout ce qu'ils croient retrouver d'états antérieurs à la faculté qu'ils auraient d'une sorte de *mémoire diffuse*. Ils ont des souvenirs vagues, des nostalgies imprécises de pays éloignés ou d'époques lointaines ; ils retrouvent les instincts, les habitudes, les gestes, les besoins, les désirs, les activités, les mœurs et même les maladies qu'ils auraient eus dans des contrées ou des époques que leur physionomie rappelle. C'est par la réincarnation qu'ils se justifient d'être différents de leur temps ou de ne pas appartenir aux types communs de leur pays.

Quelle cause pouvons-nous nous-mêmes assigner à ces différences ? C'est là nous demander l'origine de phénomènes mystérieux. Cette origine nous échappe et de fait, l'origine de types plus simples nous est déjà le plus souvent cachée. Ces questions rentrent en réalité dans cette catégorie de l'*inconnu* que nous sommes loin d'avoir épuisée.

CHAPITRE V

ESTHÉTIQUE DU TYPE

L'observation de la physionomie permet de déterminer les caractères de la beauté particulière à chaque type. La Beauté résulte d'une harmonie de formes, de proportions et de couleurs. Qui dit harmonie dit combinaison, aussi ne suffit-il pas que chacune des parties du corps et chacun des traits du visage, pris isolément, soient beaux pour que leur réunion compose un type harmonieux. Il faut encore que ces traits concordent entre eux et que les formes restent aussi belles dans le mouvement que dans le repos.

L'attitude, la démarche, les gestes varient avec les types. Les types longs ont en général une beauté sévère qui exige un repos de la physionomie ; leur harmonie est faite de placidité et appelle une lenteur de gestes, une monotonie d'attitudes qui constituent les caractères de la beauté classique. Les Types courts, au contraire, ont surtout une beauté d'expression. Leur visage est mobile et chan-

geant, leurs gestes multiples et leur physionomie variable. En outre, la beauté d'un être
svelte et mince répond à une esthétique très
différente de celle à laquelle se rapportent
un type vigoureux et musclé ou un type
robuste et sanguin.

Pour le typologue, la beauté a toute la
variété des formes de la vie et chaque type a
sa beauté : beauté innée, beauté classique,
beauté d'expression ou beauté du diable.

La laideur d'un type provient d'un défaut
très apparent dans les proportions, les couleurs
ou les formes qui constituent la beauté naturelle de l'espèce ; ce manque de proportions
peut aller jusqu'à la difformité ; en ce cas,
l'observateur doit chercher s'il existe une
beauté morale qui soit susceptible de com-
penser l'impression que lui cause l'aspect
physique de l'individu qu'il examine. S'il
rencontre cette beauté morale dans le regard
ou dans le sourire de cet être disgracié, il
cherchera quelle valeur intime lui révèlent
en cet être, ces signes de beauté morale.

Par là même, l'esthétique du typologue est
différente de celle de l'artiste.

Les esthéticiens ont créé des lois qui déterminent une compréhension fixe du Beau
dans les formes. Pour réaliser toutes les harmonies de lignes et de reliefs qu'ils dési-

raient, ils ont admis des canons qui ne sont pas toujours conformes aux mesures et aux rapports que la Nature établit. C'est ainsi qu'une statue qui serait le moulage d'une très belle femme ne donnerait pas une impression d'art et que la femme qui aurait exactement les proportions de la plus parfaite statue paraîtrait disproportionnée : ses jambes seraient trop longues par rapport au buste et ses mouvements manqueraient de grâce.

La sculpture en effet fixe un geste de telle manière qu'il puisse donner l'illusion du mouvement dans l'immobilité. La vie donne, au contraire, l'impression de repos et de mouvements alternatifs. La démarche n'est qu'une succession d'attitudes. Les mouvements des masses musculaires sont fatalement soumis à des règles qui dépendent des points d'attache des muscles sur les os, de sorte que l'observateur prévoit, d'après l'attitude, ce que sera la démarche d'un être et il admet une esthétique particulière pour chaque espèce de types humains dans le mouvement et le repos.

Les esthéticiens inscrivaient le corps de l'homme dans un ovoïde dont le grand diamètre transversal passait au niveau des épaules, tandis qu'ils inscrivaient le corps de la femme dans une ellipse dont la partie la

plus large correspondait au niveau des hanches. Mais ce canon artistique n'est pas
conforme aux lois de l'anatomie : chez la
femme comme chez l'homme, à moins de
déformation, le plus grand diamètre transversal du corps est aux épaules. La distance
qui sépare une épaule de l'autre est ordinairement égale à la hauteur de deux têtes,
tandis que la distance qui sépare les hanches
n'est que d'une tête et demie. Toutefois ces
proportions varient suivant les types ethniques
et les orientations des diverses parties du
corps donnent aux individus de chaque groupe
typologique une attitude particulière qui est
un des signes caractéristiques de ce groupe.

La correspondance entre les formes et les
proportions du corps, du visage et de la
main a toujours préoccupé les artistes. Le
typologue étudie les portraits et les compo-
sitions esthétiques pour découvrir dans les
types humains que l'artiste a représentés
le type suprême qui constituait l'idéal de
l'artiste. Par là même, il retrouve dans les
manifestations de la sensibilité et du tempérament personnel des grands artistes un
certain nombre de formes idéales qui constituent pour lui les types esthétiques.

L'esthétique de l'artiste n'a pas les mêmes
lois que l'esthétique de la Nature. L'artiste

conçoit, à l'occasion des types humains qu'il
peint ou sculpte, un modèle parfait qu'il ne
rencontre jamais dans toute son harmonie,
mais qui détermine son effort vers le Beau.
Ce modèle parfait, l'artiste le conçoit nu et
s'il le revêt ensuite, il harmonise les plis des
voiles avec les formes parfaites que ces voiles
recouvrent.

C'est qu'en effet, une des parties de l'esthétique, et même la plus importante dans les civilisations avancées, a pour objet le vêtement.
De nos jours, on peut juger un peuple aussi
bien d'après les caractères de ses costumes
que d'après les caractères de sa physionomie.
Le costume, en effet, attire l'attention sur la
tête ou sur la gorge, sur les épaules ou sur
la taille, sur les hanches ou sur le pied. Le
costume fait ressortir ou bien il dissimule les
formes naturelles : il est favorable ou défa-
vorable au jeu de la vie et dès l'enfance, il
contribue à aider ou à entraver le développement normal du corps.

L'esthétique actuelle et même l'esthétique
de la plupart des siècles de l'ère chrétienne
est une esthétique superficielle ; l'ensemble
des lois qui la composent ne s'applique pas
aux formes de la beauté nue, mais à celles
d'une beauté qui s'adapte aux exigences de
la mode et du vêtement. Seule l'époque de la

3*

Renaissance a échappé en partie à cette fatalité parce que les artistes tentèrent alors de revenir à l'esthétique grecque. L'esthétique grecque se résume dans le geste que faisait Phryné devant l'Aréopage ; le vêtement alors n'était qu'un voile : il ne gênait pas le corps. Mais si les artistes de la Renaissance s'inspirèrent de la forme nue, les mœurs de leur temps maintinrent l'esthétique du vêtement, et le costume continue d'avoir une incontestable influence sur la beauté plastique.

On ne froisse pas impunément les tissus organiques. Plus d'une génération est victime des vices du vêtement, et en raison même des caprices de la mode, l'harmonie naturelle des formes du corps se trouve le plus souvent compromise ou détruite chez les peuples civilisés. Depuis le soulier jusqu'à la coiffure, l'esthétique pour eux est faite d'artifices et elle impose à tous les êtres un même type de beauté conventionnelle. La plupart d'entre eux sont absolument incapables de le réaliser. En s'y essayant, ils ruinent leur santé et ne réussissent qu'à paraître difformes et à s'enlaidir.

Le vêtement est une gaîne souple ou rigide, il se moule sur le corps ou bien le corps est contraint de se façonner d'après la forme du vêtement. La tête aussi doit s'adapter aux exigences de la coiffure et ce n'est pas toujours sans souffrance et sans que l'harmonie des facultés cérébrales en soit perturbée. La coiffure est généralement lourde et rigide ; elle comprime une partie du crâne parce qu'il est nécessaire de lui donner des points d'appui pour assurer sa solidité ; la tête alors se déforme, et suivant les parties du crâne qui sont déprimées, telle ou telle faculté cérébrale se trouve entravée pendant que d'autres se développent librement.

Toute race qui renonce à une coiffure et à un costume traditionnels change presque fatalement de mœurs et de mentalité ; des appétits et des instincts qui avaient été longtemps atrophiés dans cette race s'y développent, tandis qu'elle perd d'autres tendances et d'autres facultés. C'est ainsi qu'en supprimant le bandeau qui, depuis des siècles, comprimait leurs tempes et laissait plus d'élévation au sommet de la tête, les femmes perdirent progressivement les facultés de vénération qui leur avaient été si longtemps naturelles et acquirent, par contre, des facultés d'examen et de doute.

La femme, suivant les temps et les pays, a trouvé moyen de se grandir, de s'élargir ou de s'amincir pour se composer une esthétique artificielle qui répondît à ses fantaisies. Ses

efforts se sont surtout appliqués à la transformation du pied, du buste et de la tête ;
elle s'est imposée de porter les souliers les
plus divers, les corsets les plus bizarres et les
coiffures les plus étranges, cherchant toujours
à rectifier ses formes pour attirer l'attention.

La psychologie a changé avec le vêtement,
car les sensations de l'homme se modifient
d'après les impressions que font sur lui les
formes extérieures. Ce sont maintenant des
changements à l'infini, car la Mode crée une
foule de formes artificielles. Sous ces formes
il est parfois difficile de découvrir les formes
réelles, et les impressions de l'homme deviennent aussi instables que la Mode.

La beauté actuelle dépend surtout de
l'harmonie des diverses parties et des couleurs
du vêtement. Le visage n'échappe même pas
aux lois de cette esthétique de convention,
puisque les fards et les maquillages changent
le teint, modifient la courbe des lèvres, l'arc
des sourcils et la nuance des cils. L'observateur
doit s'habituer à découvrir, sous ce masque
comme sous les formes artificielles du corps,
quels sont vraiment le type et la physionomie
des êtres qu'il observe. Cela l'oblige à posséder une connaissance très sûre de l'esthétique
de la Nature pour ne pas se méprendre sur
les caractères réels de la Beauté.

CHAPITRE VI

TYPES ETHNIQUES

La beauté, la sensibilité et la morale changent avec les races. Aussi lorsqu'il rencontre dans un Européen des caractères qui n'appartiennent pas au type de la race blanche, le typologue, pour savoir quelle beauté cet homme possède, doit le comparer non pas au type de la race blanche mais au type de la race humaine à laquelle il ressemble. C'est également aux mœurs caractéristiques de la race dont il offre les signes qu'il convient de rapporter le tempérament psychologique de cet homme sous peine de se tromper sur ses facultés et sur ses instincts.

L'élément fondamental d'un type est toujours ethnique ; c'est la race qui donne à l'homme son type primitif ; les types de peuples résultent eux-mêmes d'un croisement de types de race.

Aujourd'hui que tous les peuples provien-

nent d'une longue suite de croisements,
nous ne savons plus comment furent créées
les races et si nous devons attribuer à
l'humanité une seule ou plusieurs origines.
Ce sont là des questions auxquelles ils nous
est impossible de répondre de façon certaine
et qui rentrent dans cette catégorie de
l'inconnu que le typologue place sur les
confins du domaine scientifique pour se
donner une limite à lui-même.

La Typologie n'est pas une science nouvelle.
Les premiers typologues furent peut-être ces
hommes inconnus qui dans des époques
lointaines firent varier les espèces humaines
pour les adapter aux besoins des sociétés
primitives et des civilisations antiques.

« La Nature est aussi soucieuse du type
« qu'insouciante de la vie de l'être », disait
Tennyson. Il semble que les fondateurs de
peuples et de sociétés se soient moins inquiétés
de conserver la vie de l'homme que de per-
fectionner le type ethnique. C'est ainsi qu'ils
réglementèrent les rapports de l'homme et de
la femme pour faire prédominer dans un
milieu une espèce qui y fût parfaitement
adaptée. Les mariages entre les êtres appartenant à la même caste, au même clan, à la
même tribu avaient pour résultat de rendre
héréditaires des caractères physiologiques

qui se manifestaient ensuite dans les traits,
les formes et les attitudes de la race. En
même temps, une même discipline morale
déterminait des hérédités psychologiques qui
se perpétuaient par des mœurs, des coutumes
et des idées innées. Certaines sociétés prati-
quèrent longtemps le mariage entre parents
très-proches pour fixer encore mieux le type
ancestral.

Cependant une loi fatale de la Nature veut
qu'un même germe ne puisse, sans dégénérer,
se reproduire indéfiniment dans les mêmes
conditions. Les directeurs des grandes collectivités humaines durent donc admettre des
mariages en dehors de la famille directe et
même des unions en dehors de la tribu. Puis
les migrations, les invasions, les guerres,
les voyages, les conquêtes et toutes les
fatalités historiques, en mélangeant les types
et croisant les races, amenèrent de nouvelles
variétés. Au bout d'un certain temps, ces
variétés présentèrent des caractères déterminés, parmi lesquels nous pouvons encore
relever certains signes des races originelles.

C'est ainsi que dans les types de la population française nous trouvons, en raison
d'invasions lointaines dont l'Histoire n'a pas
toujours gardé le souvenir, des caractères
ethniques qui semblent importés d'Asie ou

d'Afrique : des caractères mongoloïdes ou des caractères de la race nègre.

Chaque continent a sa race d'hommes ou du moins une des grandes espèces humaines prédomine dans chaque partie du monde. Ces espèces, qui diffèrent par la disposition du squelette, par la taille, la démarche et la voix, sont encore distinguées les unes des autres par un caractère particulier de l'épiderme qui est la pigmentation de la peau. Le pigment donne à la peau des nuances diverses qui varient du jaune pâle au brun presque noir. Ce pigment existe, mais en très petite quantité, dans la race blanche, tandis que, dans la race nègre, il se répand sur toute la surface du corps pour lui donner sa forte coloration. Il est formé par des granulations brunes ou rougeâtres qui s'infiltrent dans le derme et teintent l'épiderme, de sorte qu'on a désigné les races humaines par la couleur de leur peau. Ce caractère si apparent a détourné l'attention des autres caractères du type ethnique ; ce sont cependant ces autres caractères que nous retrouvons chez l'Européen que son atavisme a marqué d'un type ethnique.

Lorsque l'observateur rencontre un homme d'Europe qui a le front bas et serré aux tempes, l'occiput développé, le nez épaté et

concave, les lèvres épaisses et les mâchoires
prognathes, il reconnaît en cet homme les
signes du type nègre. C'est donc ce type
ethnique qui est l'élément fondamental de la
physionomie de cet Européen.

Si à ces signes s'ajoutent l'œil noir et
bombé, le regard caressant, les cheveux
crêpus, les membres musclés et souples, la
main molle et nerveuse, le pied cambré, le
talon haut, le mollet plat, le type nègre de
cet Européen est très accusé. Beauté féroce
du visage, formes harmonieuses du corps, ce
sont là les caractères de l'esthétique nègre et
c'est à l'esthétique nègre et non à l'esthétique
de la race blanche qu'il convient de rapporter
la beauté de cet Européen. Son caractère
accusera une vitalité débordante, des instincts
fougueux, des appétits de vie intense, des
passions ardentes. L'amour du bruit, de la
musique et de la danse est naturel aux êtres
qui sont marqués des signes de la race noire.

Quand le visage de l'Européen qui est
marqué de ces caractères nègres présente un
front si proéminent et des mâchoires si
prognathes qu'il réalise ce que j'appelle la
cassure simiesque, la physionomie devient
excessivement mobile et expressive. La
cassure simiesque se produit au niveau des
yeux entre des pommettes saillantes et des

arcades sourcilières avancées ; les yeux
paraissent creux, bien qu'ils ne soient pas
très enfoncés dans l'orbite, le regard est
doux et inquiet. Ce type peut appartenir à
des hommes de génie comme Littré ; mais en
général, il implique une sorte de désharmonie
entre l'expression nerveuse et l'expression
musculaire d'un homme. Les êtres chez
lesquels nous trouvons la cassure simiesque
sentent et pensent trop vivement ; ils ont
une maladresse de gestes qui souvent les
fait bégayer et rend leur attitude instable et
déplaisante. Ils hésitent presque toujours
entre leurs sensations et leurs actions. Il
semble qu'ils ne puissent utilement fixer leur
attention. Ils touchent à tout, remuent sans
cesse, et renversent ou brisent ce qu'ils
prennent. Ils se désolent de leur maladresse.
Cela les rend timides, inquiets et plus maladroits encore parce qu'ils doutent d'eux-mêmes
et n'arrivent ni à modérer ni à harmoniser
leurs gestes.

Un autre type ethnique que nous rencontrons
peut-être encore plus fréquemment en France
que le type nègre, c'est le type mongoloïde.
Certes les caractères de la race jaune sont
si intimement mêlés depuis des siècles aux
caractères de la race blanche que seuls les
anthropologues et les observateurs les aper-

çoivent dans une physionomie européenne. Cependant la face plate et large, les pommettes hautes, le nez écrasé, la bouche aux coins tombants, les dents fortes et proclives, le menton lourd, la tête globuleuse, les paupières un peu obliques et l'œil légèrement bridé sont autant de signes très caractéristiques que l'observateur ne peut méconnaître.

L'esthétique de ces types mornes procède de la placidité et de la fixité du masque. L'œil noir est immobile, le regard paraît constamment ironique et la bouche exprime un dédain monotone.

L'Européen de type mongoloïde a le caractère opiniâtre. Son sens pratique très développé s'étend à tout ce qui touche aux industries, au commerce ou à la spéculation. Il est généralement économe, habile aux affaires, calculateur, âpre au gain, rusé, parcimonieux et même avare. Il est dur à lui-même, sévère et parfois même cruel avec les autres, surtout s'ils sont faibles et qu'il ne les craigne pas. De même que l'homme qui possède un certain atavisme nègre se grise volontiers de bruit ou s'enivre d'alcool, l'Européen marqué de signes mongoloïdes se complairait davantage à l'ivresse plus silencieuse de l'opium. C'est un bilieux qui cherche en dehors de lui-même les éléments d'un rêve, car il ne se sent pas vivre et voudrait oublier sa tristesse ou les déboires de son ambition.

Lorsque dans un Européen se trouve nettement marqué un des signes distinctifs d'une des races colorées, cet Européen possède un caractère moral qui est contradictoire avec les habitudes sociales et les mœurs de la race blanche. C'est un homme de type mixte dont la morale naturelle différera de la morale chrétienne adoptée depuis des siècles par les blancs.

Dans chaque famille humaine le typologue reconnaît, en effet, l'existence d'une morale naturelle et d'une morale sociale. La morale naturelle ne comprend que les devoirs auxquels son tempérament et son type soumettent constamment une race. La morale sociale, au contraire, varie avec les siècles ; le plus souvent elle est imposée aux ethniques par l'étranger qui a envahi leur territoire et qui leur donne son code de lois et ses modes de penser.

En réalité, une espèce humaine n'a généralement plus de nos jours la liberté de pratiquer sa morale naturelle parce que les conquêtes, en se succédant, ont combattu et violenté son instinct ethnique. Dans la morale sociale, ce qui est appelé *mal* n'est souvent que la reprise de conscience de la race opprimée, ses révoltes, ses indignations et ses tentatives d'indépendance ; le *bien*, c'est la soumission à la loi du plus fort.

Cependant les individus marqués des signes d'une race peuvent encore posséder les qualités morales et les vertus de cette race. La vertu, pour le typologue, est la force par laquelle un individu se maintient sous sa propre loi d'évolution psychologique, tout en respectant l'autonomie des autres hommes ; la morale est la science du bien et du mal selon le type.

Mais encore faut-il distinguer soigneusement le type *naturel* du type *acquis*. Le type naturel se reconnaît à des lignes ancestrales qui dominent aussi bien dans la charpente du corps que dans la construction de la tête et du visage. Dans le type acquis, ces formes sont le plus souvent atténuées et l'homme a pris un masque sous lequel se dissimule plus ou moins le type ethnique. C'est ainsi qu'un air de famille existe entre les gens qui sont soumis à une même culture intellectuelle ou aux mêmes disciplines et aux mêmes contraintes ; une hérédité psychologique s'ajoute ainsi à l'hérédité familiale pour compliquer encore l'aspect du masque humain.

Toutefois, il sort des croisements auxquels les fatalités historiques ou sociales contraignent des êtres originellement marqués de

caractères ethniques différents, des types
plus stables et des types plus variables, de
sorte que certains types permanent plus
facilement que d'autres.

Les types les plus fixes sont les types longs
aux traits nettement accusés dès l'enfance ;
ce sont ceux qui persistent davantage par
l'hérédité. Les types moyens et surtout les
types courts n'ont pas cette fixité. A suivre
l'évolution d'un de ces types, on pourrait
croire au contraire que la Nature les retouche
sans cesse et que la vie remanie perpétuellement leur forme. C'est au point qu'on ne
retrouve rien parfois de sa physionomie
d'enfant dans un homme de type court. Il
n'est donc pas surprenant que les caractères
de ces types se marquent peu dans les croisements de race, quand ces croisements
sont accidentels et ne se renouvellent pas
pendant plusieurs générations. Cependant
comme les êtres de type court, en raison
même de leur tempérament, sont moins
calculateurs et moins égoïstes et qu'en outre
ils ont une vitalité plus grande que les êtres
de type long, leurs unions sont plus fécondes,
leurs familles plus nombreuses et ils forment
ainsi la partie prolifique de la population
d'un pays. Leur caractère insouciant, leur
gaieté naturelle, leur désintéressement, leur

amour du bruit et du mouvement rendent ces gens fort inattentifs à leurs intérêts et ils sont assez rapidement conquis à leur insu par les individus au long visage aquilin qui possèdent des instincts de domination, de spéculation et de maîtrise.

Je distingue les types si nombreux de la race blanche en types *aquilins*, types *droits* et types *camus*.

Les types aquilins se reconnaissent à leur visage long, à leur nez busqué comme un bec d'oiseau.

Les aquilins ont tantôt le menton busqué, tantôt le menton fuyant ; d'autres fois ils ont les mâchoires prognathes.

Les types droits les plus connus sont le type romain et le type grec.

La beauté romaine est caractérisée par de grands traits bien dessinés, par une attitude majestueuse ; c'est un type rectiligne, solennel et d'aspect juridique. Le visage grec se reconnaît à la saillie que fait le front entre les deux arcades sourcilières et à l'effacement de la courbe du nez ; la tête est petite, mais les formes du corps sont belles.

Le type camus présente un front large et bas souvent déprimé, un nez court, des lèvres épaisses, un visage ramassé. Il se rapproche un peu du type nègre.

Le type aquilin vaut par sa ligne, le type droit par son harmonie et le type camus par sa mobilité d'expression.

Ces types ont été mélangés en Europe par suite des croisements qui se sont opérés entre les peuples et aussi entre les castes d'une même nation. Pendant des siècles, certains pouvoirs se préoccupèrent des conséquences physiologiques et morales de ces mélanges et par suite imposèrent des lois et favorisèrent des coutumes qui assuraient à la race des qualités nouvelles en préparant constamment une sélection de ses éléments. En se trouvant ensuite en présence de générations assez transformées pour prendre conscience de leur individualité, ces pouvoirs ont dû renoncer à pratiquer plus longtemps cette espèce d'élevage ethnique. Les hommes revendiquaient leur liberté en amour comme en politique et les pouvoirs furent contraints d'abandonner la direction de la vie dans les sociétés ; ils ont même fini par se désintéresser entièrement de la culture des races. De nos jours, l'homme se trouve livré à tous les caprices de ses instincts ; le hasard et l'intérêt réalisent trop souvent les unions humaines. Les types dès lors se compliquent de caractères contradictoires et ces caractères se multiplient dans des êtres issus de générateurs de plus en plus mal assortis. La plupart des types qui correspondaient aux fonctions essentielles de la race ont successivement disparu, les tempéraments se sont affaiblis en même temps que se développait outre mesure la sensibilité nerveuse, si bien qu'aujourd'hui la complication de types trop divers dans un même individu rend changeante et bizarre sa psychologie, compromet ses générations et rend sa destinée difficile.

Le souci de retrouver l'unité de leur être inquiète de plus en plus les hommes. Ils sentent que cette unité leur échappe. Par suite du développement exagéré de leurs facultés d'analyse, ils tendent à séparer, pour les examiner dans leur jeu spécial, les éléments contradictoires de leur personnalité. Quelques uns sont troublés de se sentir divisés et s'inquiètent du dédoublement de leur être. D'autres au contraire sont fiers de se reconnaître différents des types habituels du milieu et cherchent à faire prévaloir dans ce milieu les qualités incomplètes mais brillantes de leur tempérament hybride.

Nous ne pouvons prévoir quel sera le résultat définitif de cette métamorphose des types. Le métissage perpétuel prépare de nouvelles races. Jusqu'ici nos générations ne paraissent point jouir de la même vigueur physique et

4

de la même conscience morale que les fortes générations qui les ont précédées. Sans doute d'autres valeurs cherchent à se créer, mais elles sont vite étouffées dans un milieu qui est trop bouleversé pour favoriser leur d éveloppement progressif. Les anciens cadres d es sociétés ne peuvent plus convenir à ces nouvelles générations trop sensibles et trop n erveuses pour s'accommoder d'une vie calme et d'une résignation fataliste.

Trop pressés de se manifester et de s'imposer, les individus s'épuisent rapidement en efforts hâtifs ; ils ne réussissent le plus souvent qu'à réaliser de demi-personnalités : demi-penseurs, demi-savants, demi-artistes qui prétendent arrêter à la limite de leur compréhension les recherches et les connaissances humaines.

D'autre part, les types ethniques qui servent d'assise à tant de types européens s'affirment dans les instincts que la concurrence déchaîne et ces types ethniques, au lieu d'être comme autrefois des éléments de force pour la société, deviennent au contraire des éléments pertubateurs de l'ordre et des mœurs parce que l'activité de métis nés du hasard n'est plus dirigée ni utilisée en vue du bien de la race.

Le fait général est une transformation

psychologique. Cette transformation est telle que nous nous demandons ce que pourra produire l'effort qui vient de partout vers la création d'une humanité nouvelle. Cette humanité nouvelle qui sacrifierait aux forces nerveuses toutes les forces organiques du corps, cette humanité universellement sensible et pensante trouvera-t-elle les conditions normales d'une vie féconde? ou bien la Nature, impuissante à lui fournir ces conditions, fera-t-elle régresser vers les types ethniques les nations civilisées?

L'avenir en décidera et sans doute les pouvoirs reprendront-ils un jour la direction de la vie dans l'humanité afin de restituer aux sociétés les éléments simples qui en assurent la durée.

DEUXIÈME PARTIE

Architecture du Type

et

Corps Intérieurs

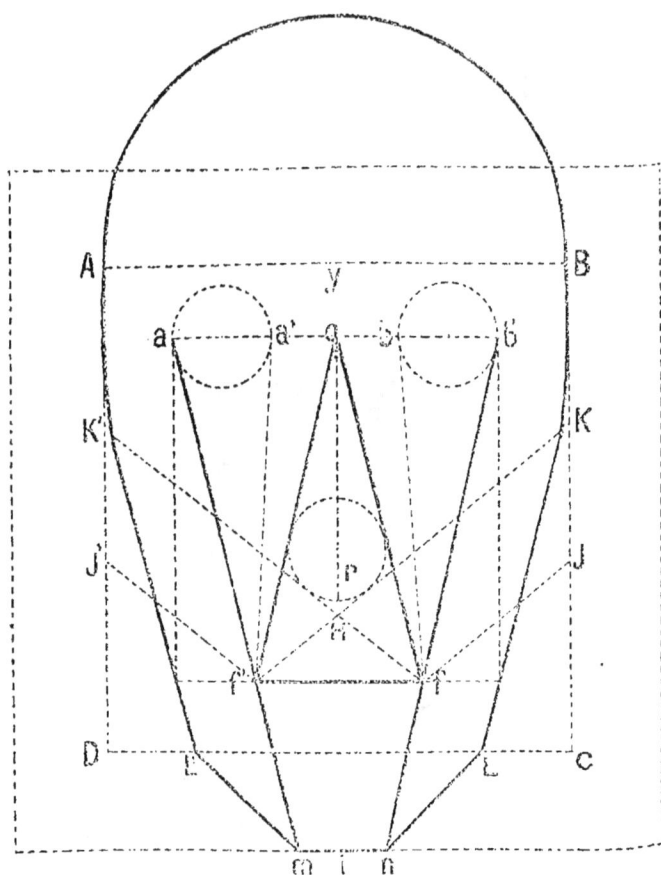

Fig. 1.

A B   Ligne des sourcils.
a b'   Ligne des yeux
f f'   Ligne des lèvres.
a b' f f'   Trapèze du petit visage.
H   Bout du nez.
r   Centre de figure.
f J H K   Parallèles qui placent l'oreille.
m i n   Assise du menton.
n L' }   Arêtes des maxillaires.
m L' }

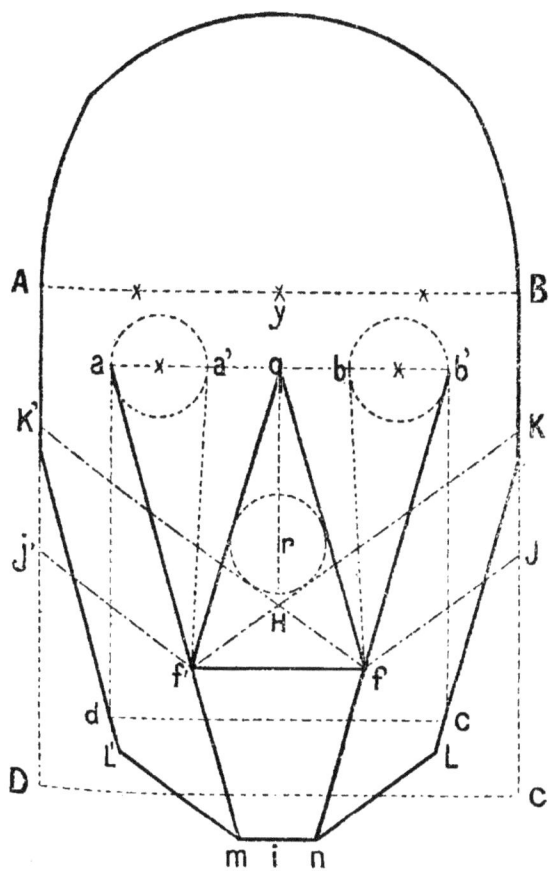

FIG. II.

Même légende.

Les points marqués de × sont les points de centre des diverses courbes du crâne.

Y est le centre de la courbe du sommet de la tête.

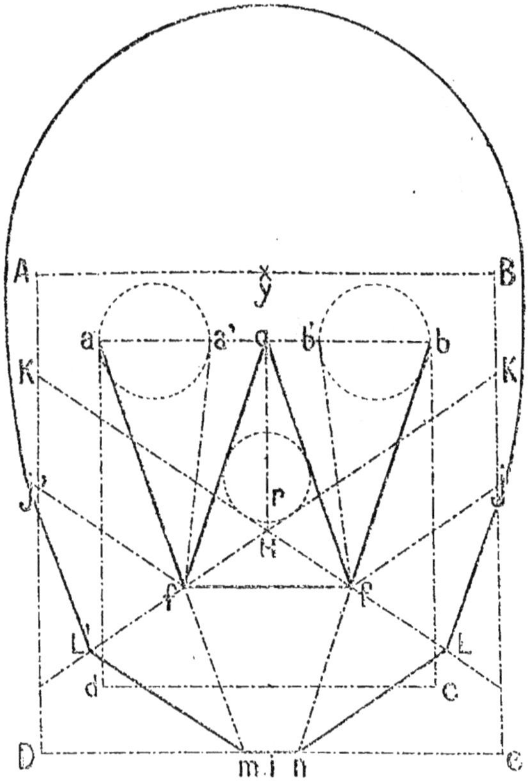

Fig. III.

Les contours schématiques de la figure se forment par
.a réunion au compas des points *j'* *L'* et *m* ; *n* et *l* ; *m* et
n ; *L* et *j*. Les courbes du crâne et des tempes ont pour
centres les points marqués de ×.

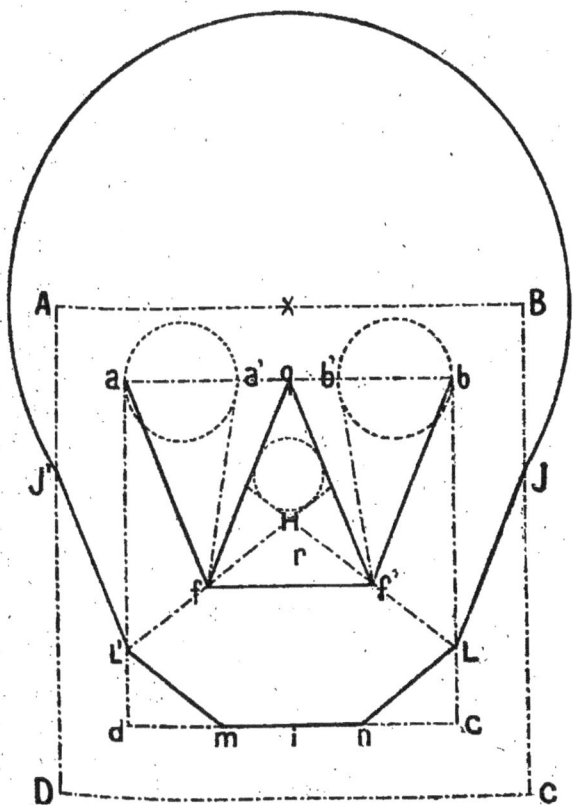

FIG. IV.

La courbe générale du front est tracée du point ×.
L'assise du menton dans le même type peut être moins
large. En ce cas elle est donnée par le prolongement de la
ligne $a f'$ et de la ligne $b' f$.

DEUXIÈME PARTIE

CHAPITRE PREMIER
PLAN GÉOMÉTRAL DU TYPE

Les types se construisent comme des monuments ; quelque temps qu'ils mettent à se bâtir, ils se réalisent toujours d'après le plan de leur architecture. La vie leur ajoute ou leur enlève de la hauteur ou de l'étendue. La construction s'assure ou se ruine, mais dans sa ruine même, l'édifice révèle encore à l'observateur la base primitive d'où il s'est élevé.

Le plan de construction d'un type est purement géométral ; c'est une mesure de proportion donnée par la Nature entre les différents traits du visage comme entre les diverses parties du corps (1).

_____

(1) De tout temps les artistes se sont préoccupés des lois de proportion du visage et du corps de l'homme. Ils ont cherché une unité de mesure qui, répétée un certain

Je relève ce plan du type d'après un procédé qui est très simple et d'après des points de repère qui sont faciles à retrouver sur n'importe quel visage.

Je fais dépendre toute la construction de mes figures d'une première ligne par laquelle je réunis les deux angles externes des yeux.

L'intervalle qui sépare les deux yeux, devant être normalement égal à la distance comprise entre le point lacrymal et l'angle externe de l'œil, la longueur de cette première ligne est exactement la longueur de trois yeux.

Cette ligne étant donnée, j'en fais la base d'un carré.

Le côté de ce carré qui est parallèle à

---

nombre de fois, donnât la dimension relative des différentes parties du tronc, de la tête et des membres. Il existe au Musée du Louvre des statues égyptiennes sur lesquelles sont gravées des lignes verticales et horizontales qui les divisent en carrés égaux. La hauteur de chacun de ces carrés est exactement celle du médius. Vitruve indique comme unité de mesure la longueur de la face de la racine des cheveux au menton et cette mesure était répétée sept, huit ou dix fois dans la stature du corps. Léonard de Vinci, Albert Dürer et Jean Cousin partirent de ces données pour établir leurs canons d'art. La femme a le visage généralement plus court, ce qui change les proportions. La position exacte du centre de figure générale a également préoccupé les artistes. Vitruve le place au nombril, les artistes grecs plus bas pour l'homme et plus haut pour la femme.

cette ligne traverse ou limite le visage,
suivant que ce visage est long ou court.

Si le visage est très long, ma parallèle
passe par le milieu des lèvres.

Si le visage est très court, ma parallèle se
confond avec la ligne de base du menton.

Je dois faire remarquer que les schèmes
établis pour la démonstration de mon système
d'observation partent tous du même carré
initial, la ligne des yeux ayant toujours dans
ces schèmes une longueur égale, ce qui
permet de comparer entre eux les types
longs, moyens et courts.

Le premier carré étant construit, si je
circonscris ce premier carré par un cercle et
que j'inscrive ce cercle dans un second carré
tangent à ce cercle, j'obtiens de nouvelles
lignes et de nouveaux points de repère. (1)

---

(1) « **Tu sais,** dit Léonard de Vinci, que les yeux,
« sourcils, narines du nez, coins de la bouche, côtés du
« menton, joues, oreilles et toutes les parties d'un visage
« sont placées en d'égales distances sur ce visage. Donc
« fais des lignes qui passent d'un côté de l'œil à l'autre et
« de même pour la direction de chaque trait ; puis, ayant
« tiré au-delà des deux côtés du visage les extrémités de
« ces lignes, regarde si, à droite et à gauche, les espaces
« dans le même parallèle sont égaux. »
*Notes et dessins sur le Corps humain, ses mesures
et ses proportions.* Feuillets inédits d'après les originaux
conservés à Windsor. Manuscrits de Léonard de Vinci,
tome VII

Le côté de ce second carré qui est au dessus de la ligne des yeux donne la place de la ligne des sourcils dans tous les types.

La base de ce même carré, opposée à la ligne des sourcils, se confond, dans les types moyens, avec la ligne de base du menton. Les deux verticales de ce même carré limitent l'envergure du visage.

J'appelle *envergure du visage* la distance qui sépare horizontalement les deux points extrêmes d'un visage. La plus grande envergure d'un visage est, suivant les types, au front, aux pommettes ou aux maxillaires, si l'on ne tient pas compte des oreilles et de leur écartement.

Le second carré étant établi, si je le circonscris par un cercle et que j'inscrive encore ce cercle dans un troisième carré, le côté inférieur de ce carré se confond, dans les types très longs, avec la ligne de base du menton. Ainsi la ligne du menton se confond avec la base d'un des carrés : avec la base du premier carré dans les types courts, avec la base du second carré dans les types moyens, avec la base du troisième carré dans les types longs.

Dans les types intermédiaires, le premier carré va de la ligne des yeux à la saillie de

l'os du menton, ou de la ligne des yeux à la
fossette du menton.

Ces carrés et ces cercles ne me donnent
que la délimitation de la face. Cependant la
ligne dont je pars pour construire ces figures
me permet de trouver la distance et l'orientation des traits du *petit visage*.

J'appelle petit visage l'ensemble formé par
le nez, la bouche et les yeux.

Dans tous mes schèmes la ligne des yeux
est horizontale ; si dans les types que
j'observe cette ligne présente une obliquité,
c'est que l'angle externe de l'œil se trouve
placé plus haut ou plus bas que l'horizontale
passant par les points lacrymaux ; si l'angle
externe est plus haut que le point lacrymal,
le type a un caractère mongoloïde.

Je ne m'occupe ici que de la ligne qui
réunit horizontalement les angles externes
des yeux.

Ces deux angles ou commissures des paupières et les deux commissures des lèvres
sont les principaux points de repère de
l'observation typologique du visage.

Je réunis, deux par deux, ces quatre points
et j'obtiens un trapèze dont une des bases
est formée par la ligne des yeux et l'autre
base par la ligne des lèvres. De même que j'ai
conservé dans tous mes schèmes une longueur

identique pour la ligne des yeux, je conserve une longueur identique pour la ligne des lèvres et cette longueur est égale à la moitié de la ligne des yeux. Dans les types que j'observe cette proportion n'est pas fatale et bien que le trapèze ne soit pas toujours aussi régulier cependant c'est de là qu'il est indispensable de partir pour l'observation.

Si une des deux bases du trapèze est oblique ou si les deux bases à la fois présentent une obliquité, il y a deux plans de construction et par conséquent deux types plus ou moins contradictoires.

En élevant de chaque commissure des lèvres sur le milieu de la ligne des yeux une ligne oblique qui passe le long des ailes du nez, j'obtiens un triangle isocèle. Je pars de ce triangle inscrit dans le trapèze du petit visage et qui a avec lui une base commune pour découvrir l'orientation des autres traits.

Le point où se coupent les bissectrices des trois angles donne la place du bout du nez. En prolongeant suffisamment les bissectrices des angles de base, j'obtiens au point où ces lignes rencontrent la limite de mon schème, la place du haut de l'oreille.

Enfin, si je trace à partir de la commissure des lèvres une parallèle à la bissectrice de l'angle de base opposé à cette commissure,

4*

j'obtiens, toujours à la limite de ma figure,
la ligne inférieure du lobe auriculaire.

Quant au front, on n'en peut indiquer le
plan géométral qu'en rapportant la stature
de la tête à la stature et à l'envergure du
petit visage.

J'appelle *stature de la tête* la distance qui
est comprise entre la suture coronale ou
racine des cheveux et la base du menton.
La stature du petit visage est égale à la
hauteur du trapèze qui a pour bases la ligne
des yeux et la ligne des lèvres. Enfin la stature
du front est la distance comprise entre la
suture coronale et la racine du nez. L'envergure du front est la distance comprise entre
les deux pariétaux.

J'établis pour ma démonstration, quatre
schèmes d'après la proportion qui peut exister
entre la hauteur du trapèze et la base que
forme la ligne des yeux ; pour le type le
plus long, les deux lignes sont égales ; pour
le type le plus court, la hauteur du trapèze
est exactement la moitié de la ligne des
yeux.

Le plan architectural de la face se construit
fatalement en partant du trapèze initial et
du triangle inscrit dans ce trapèze. Quiconque
veut faire la typologie d'un visage doit
s'exercer à recomposer immédiatement ces

deux figures en regardant sur ce visage les angles externes des yeux, les commissures des lèvres et la racine du nez.

Il faut remarquer que ce plan est établi par des lignes absolument droites, en dehors de tout jeu des muscles. Dans les schèmes, les yeux sont indiqués par des cercles, le nez par un triangle et la bouche par une ligne, cependant ce plan tout géométral nous donne dans le visage long un type triste, dans le visage moyen un type indifférent et dans le visage court un type gai. Donc, par rapport au plan architectural du type, la tristesse, l'indifférence et la gaieté dépendent de ce qui est immuable dans l'être.

De même qu'à la simple inspection du plan géométral d'un édifice, un architecte ne confondra pas deux styles, de même l'observateur, habitué à voir instantanément le triangle et le trapèze du petit visage, distinguera à première vue, quels que soient les revêtements ou les artifices dont il se soit recouvert, le vrai caractère moral et physique d'un homme. Le typologue discerne ainsi les taciturnités intimes en dépit des gaietés apparentes, les indifférences et les égoïsmes sous les agitations factices et les feintes de dévouement.

Les proportions de la tête doivent s'accorder

avec celles du corps. Quand j'ai examiné le
visage de face, je compare les proportions de
ce visage avec celles du tronc et celles des
membres. Je cherche le rapport qui existe
entre la stature du visage et la stature du
corps et celui qui existe entre l'envergure
du visage et l'envergure du corps. La stature
du corps est la distance qui est comprise
entre le sommet du crâne et la plante des
pieds ; l'envergure est le plus grand écartement que peuvent avoir les bras ; elle se
mesure d'un médius à l'autre.

La stature de la face peut se répéter sept,
huit ou dix fois dans la stature du corps,
suivant les types, et de même l'envergure de
la tête dans celle des bras. (¹)

---

(1) PROPORTIONS d'après LÉONARD DE VINCI

Traité élémentaire de la peinture, par L. DE VINCI,
avec 58 fig., d'après les dessins originaux de LE POUSSIN.
— Paris, DETERVILLE, an XI (1803).

CHAPITRE CLXVII

*Des changements de mesure qui arrivent au corps de
l'homme depuis sa naissance jusqu'à ce qu'il ait la
hauteur nouvelle qu'il doit avoir.*

« L'homme, dans sa première enfance, a la longueur
« des épaules égale à la longueur du visage et à l'espace
« du bras qui est depuis l'épaule jusqu'au coude lorsque
« le bras est plié ; elle est encore pareille à l'espace qui
« est depuis le gros doigt de la main jusqu'au pli du coude
« et pareille encore à l'intervalle qu'il y a de la jointure du
« genou à celle du pied.

« Mais quand l'homme est parvenu à sa dernière hauteur,

Pour le tronc j'obtiens son plan géométral de la même manière que j'ai obtenu celui du visage. Je construis un grand trapèze en réunissant les pointes des seins aux points d'articulation des hanches. Le triangle réunit les pointes des seins au nombril. Dans tous les types simples, c'est-à-dire dans ceux qui n'ont pour le corps et la tête qu'un même plan de construction, les angles se répètent dans le visage et dans le tronc, de sorte qu'un buste trapu comporte un visage court et qu'un visage long comporte un buste svelte. (¹)

Mais l'architecture de la face et l'architecture du tronc peuvent être contradictoires. Si

---

« toutes ces mesures doublent hormis le visage, lequel aussi « bien que la tête reçoit peu de changement. Et ainsi « quand l'homme est d'une taille bien proportionnée, la « largeur des épaules a deux de ces faces et ainsi toutes « les parties dont j'ai parlé sont pareillement de deux « faces. »

(1) « Celui dont la forme totale est courte et grosse, dit « Léonard de Vinci, doit avoir chaque membre en « particulier court et gros ; celui qui sera long et délié « doit avoir les membres longs et menus ; celui qui est « d'une taille médiocre les aura également médiocres. Les « hommes musculeux ont les os épais et ils ont peu de « graisse parce que les muscles charnus en croissant se « resserrent et la graisse qui se glisse ordinairement « entre eux y a peu de place. Les hommes gras au « contraire ont les muscles petits, leur peau recouvre « beaucoup de chair spongieuse et molle. »

le visage dans ses diverses parties présente
plusieurs plans de construction, le corps
présentera également plusieurs plans ; donc
plusieurs types peuvent coexister dans un
même individu. Pour savoir exactement quels
sont ces types, j'examine les deux profils
du visage et les deux profils du corps.

Il est très rare que les deux côtés du visage
et même les deux côtés du corps soient
semblables, si leur différence pourtant n'est
pas très sensible, je n'en tiens pas compte ;
mais si le plan de construction d'un côté ne
concorde pas avec le plan de l'autre, j'examine
séparément chacun des plans et je fais leur
moyenne pour obtenir la synthèse du type.

Pour établir le plan géométral du profil, je
construis un angle dont le sommet se trouve
au bout du nez et dont les droites s'appuient :
l'une sur la saillie la plus forte du front et
l'autre sur la saillie la plus accentuée du
menton. Je relève ensuite la direction du
maxillaire, la forme de l'occiput et celle du
sommet du crâne. Je cherche quel est le
point du crâne le plus éloigné du menton. Ce
point se trouve placé, suivant les types, à la
base, au milieu ou au sommet du crâne. S'il
est placé à la base, les appétits et les instincts
prédominent.

S'il est placé au milieu, les instincts et les

sentiments alternent ou s'équilibrent. Mais quand j'observe un type, si de la base du menton je suis obligée d'élever vers le sommet du crâne une ligne presque perpendiculaire pour rejoindre la partie saillante de la tête, le type que j'observe possède des aspirations mystiques, intellectuelles ou philosophiques qui dominent ses instincts et restreignent son entraînement sentimental.

Enfin j'examine la position de l'oreille, sa hauteur, son inclinaison, son volume, ses replis et ses lobes. En faisant converger au lobule de l'oreille les lignes que je fais partir de l'angle du sourcil, de l'angle externe de l'œil, de l'angle de la narine et de la commissure de la lèvre, j'établis l'orientation de tous les traits et leur inclinaison par rapport au crâne et au maxillaire.

Pour le corps, je regarde son profil et je le compare avec le profil du visage, puis je compare les deux silhouettes générales de l'individu, celle de droite avec celle de gauche, et je note les différences qui peuvent exister entre ces deux silhouettes.

Le type est très rarement symétrique par suite de la prédominance naturelle ou accidentelle d'un côté du corps sur l'autre. L'hémisphère gauche du cerveau qui préside aux mouvements du côté droit du corps est généralement plus développé que l'hémisphère droit et il en résulte une asymétrie plus ou moins visible du crâne.

Certains individus présentent même deux types complétement contradictoires. J'ai observé une femme dont le profil gauche présentait des traits longs et étirés, tandis que le profil droit présentait des traits courts et relevés. Les deux profils du corps étaient aussi dissemblables que les deux profils du visage. J'avais l'impression que cette femme était composée de deux êtres étrangers l'un à l'autre qui étaient condamnés à mener la même vie, alors que leur double psychologie eût exigé deux existences distinctes.

Le plus souvent du reste les deux profils d'un type humain sont différents. Il n'est pas rare d'observer dans un homme un profil très affiné, très pur, très harmonieux, tandis que l'autre profil est vulgaire, irrégulier et révèle un être instinctif et brutal. Un homme dont les profils sont à ce point différents possède évidemment deux types contradictoires et ce dédoublement ne va pas sans conséquences physiologiques et psychologiques. Il faut que cet homme arbitre ses deux tempéraments et qu'il neutralise leurs forces contraires pour assurer l'harmonie de son jeu physique et mental.

Les signes que relève l'observateur et les points de repère qui lui servent à établir la mesure d'un type sont marqués sur la partie la plus extérieure de ce que j'appelle les revêtements.

L'observateur choisit sur ces revêtements des points qui sont fixes dans le visage et dans le corps de l'homme et c'est de ces points qu'il part pour relever le plan géométral du type. Ces points se déplacent avec les expressions et les gestes ; mais l'observateur a le don de ramener l'être à son immobilité quand et comme il le veut : il lui suffit d'obliger son sujet à une attention soutenue. Dès que le visage d'un homme est revenu à l'immobilité, l'observateur trouve instantanément les points d'où partent les lignes qui constituent le plan géométral du type et en comparant les mesures et les orientations de ces lignes pendant le mouvement et le repos de son sujet, il ne peut se tromper sur le caractère réel de la physionomie de l'homme qu'il observe.

CHAPITRE II

———

Pour savoir quel type prédomine dans un individu dont la physionomie présente des caractères contradictoires, j'examine sa main.

La main est le visage de la vie organique et un témoin constant du tempérament natal. Les grandes lignes de la main sont des rides qui ont été imprimées dans le derme avant même la naissance. Je ne crois pas qu'on y puisse lire l'avenir pas plus que l'annonce des bonnes fortunes ou des mauvaises aventures de la vie. Ce que révèlent à l'observateur leur direction, leur profondeur et leur dessin, c'est la force musculaire ou la faiblesse nerveuse de l'homme.

La face dorsale de la main n'a point de muscles, tandis que dans la paume dix-neuf muscles assurent les mouvements des doigts ; aussi est-ce dans la paume que se marquent les rides qui indiquent à l'observateur le jeu musculaire d'un tempérament.

Le pouce donne de précieuses indications à cet égard ; il possède en effet huit muscles à lui seul, dont un extenseur et un fléchisseur. Cela lui permet d'avoir des mouvements propres et de s'opposer aux autres doigts.

La forme et la longueur de la phalange onglée du pouce nous révèlent la force ou la faiblesse de la volonté inconsciente et instinctive d'un être humain, tandis que la hauteur de l'autre phalange nous révèlent l'existence ou l'absence d'une logique naturelle.

Un homme dont le visage accuse de l'énergie, mais dont le pouce présente une phalange onglée étroite et courte, ne possède qu'une volonté alternative. C'est un homme qui s'oblige à vouloir et qui s'obstine par réflexion, mais ses instincts se dérobent et sa volonté fléchit par suite de son indifférence naturelle.

Le peu de longueur et la faiblesse de l'autre phalange du pouce sont le signe d'une absence encore plus complète de volonté instinctive.

Au contraire, un homme à la physionomie passive a-t-il un pouce large et carré dont les phalanges sont longues et fortes, il possède une volonté physique que rien ne peut abattre. C'est un homme inflexible, obstiné ou têtu qui ne se résigne qu'en apparence et par crainte à une obéissance, d'ailleurs momentanée.

J'ai souvent relevé ces signes au cours de mes observations et jamais ces signes ne m'ont trompée : un homme dont le pouce est faible n'a pas de volonté instinctive et s'il possède une volonté réfléchie, cette volonté n'est qu'alternative. Un homme dont le pouce est large et fort a toujours une volonté inconsciente qui est plus ou moins brutale.

Par la mollesse ou la fermeté de ses tissus, par la nature de ses nœuds osseux, par le bleu plus ou moins accentué de ses veines, par la finesse ou la dureté de son épiderme, la main fournit à l'observateur des indications qui confirment ou qui contredisent les indications que lui donne le visage.

A un visage énergique devrait correspondre une main ferme ; à un visage qui ne trahit que de l'indolence une main molle mais souvent le caractère de la main est contradictoire avec celui de la physionomie. Cependant la main molle est toujours le signe d'une indolence physique invincible, quel que soit le caractère d'énergie dont soit marqué le visage ; la main ferme au contraire est toujours le signe d'une grande énergie physique quel que soit le caractère de passivité ou d'indolence que révèle la physionomie.

Si les lignes constantes de la paume sont profondes, bien marquées, simples et nettes, l'observateur se trouve en face d'un homme nativement robuste et musculaire. Si les lignes sont multiples, éparpillées, minces et mal dessinées, la main est celle d'un être originellement nerveux et frêle.

« Le Créateur, dit le livre de Job, met un « signe dans la main de tous les hommes « afin que chacun connaisse ses propres « œuvres. »

Les lignes de la main ont en effet leur cause fatale dans un geste de l'embryon. Il suffit de fléchir le pouce sur la paume sans le courber et de rabattre sur lui les quatre autres doigts pour voir dans la paume se creuser toutes les grandes lignes et saillir tous les plis. Ce geste, qui fut celui de l'embryon avant la naissance, reste longtemps le geste habituel de l'enfant et souvent même un des gestes instinctifs de la femme. Le poing fermé avec le pouce rabattu sur les doigts est un geste trouvé par l'homme pour attaquer et se défendre, il ne lui est pas naturel.

C'est surtout la forme du squelette et le jeu des muscles qui donnent à la main sa physionomie. Les renflements de la paume que les chiromanciens appellent des *monts* n'existent pas dans toutes les mains. Une main qui présente ces renflements a le dos plat. A une paume plate au contraire répondent

des saillies osseuses très accentuées sur le
dos de la main. Les monts dont certains
chiromanciens font tant de cas ne sont donc
que des renflements graisseux ou musculaires;
ils indiquent simplement la force native et
persistante du tempérament.

Les nœuds osseux des phalanges, s'ils sont
très développés, marquent des tendances à
l'arthritisme. Les phalanges lisses marquent
au contraire une propension au lymphatisme,
surtout si la main est molle ou œdémateuse.

Enfin la moiteur ou la sécheresse de la main,
ses tremblements, ses impatiences trahissent
un tempérament nerveux et impression-
nable.

Tous ces signes sont confirmés ou contre-
dits par ceux du corps et du visage et je ne
crois pas que la main seule puisse indiquer
absolument la nature d'un homme, car elle
contient surtout des signes de l'activité, de
la résistance ou de l'indolence physiologiques.
Cependant par ses attitudes, ses gestes et ses
poses elle permet souvent de juger des
tendances intellectuelles et morales. Je dis
des tendances et non des facultés, car les
facultés se marquent dans le visage et c'est
d'une façon tout à fait générale que la main
traduit l'intelligence, la vivacité d'esprit ou
bien la torpeur et la maladresse d'un individu.

Il ne faut pas demander aux signes plus
d'indications qu'ils n'en peuvent donner.

L'observateur examine encore quels signes
lui fournissent la profondeur, la multiplicité
et le dessin des rides du visage. Toutes les
rides qui tombent et tirent les traits indiquent
la tristesse, la contrainte ou la lassitude.
Toutes celles qui épanouissent ou relèvent
les traits sont des signes de gaieté habituelle, d'insouciance ou de vie facile. La
jalousie, l'orgueil, l'ambition, toutes les
passions qui concentrent la pensée rident le
front verticalement, tandis que les sensations
et les sentiments qui prédisposent la personnalité à se répandre et à se déperdre, rident
le front horizontalement. Le sourire à son
tour creuse une ride aux coins de la bouche
et relève habituellement la commissure des
lèvres ; quant au rire il inscrit auprès des
yeux ce qu'on appelle la *patte d'oie*. Un
sourire forcé venant d'une gaieté artificielle
oblige à s'affaisser la commissures des lèvres
et forme un pli rigide qui donne une dureté
à la physionomie. Si une personne naturellement égoïste se contraint habituellement à
paraître aimable, sa lèvre supérieure portera
des rides verticales.

Certains visages se rident très vite, ce sont
les visages amaigris ou grimaciers ; d'autres

au contraire restent lisses et fermes jusqu'à la
vieillesse, c'est un signe d'harmonie intérieure
et souvent aussi d'indifférence. Pendant sa
jeunesse, pourvu qu'un être soit sain et
calme, il a peu ou point de rides. Mais avec
l'âge, les contraintes, les maladies, les surmenages ou l'amaigrissement, la peau se
plisse, devient flasque ou se parchemine. Les
rides sont donc autant de signes que la vie
inscrit phase par phase sur le visage de
l'homme, et qui permettent à l'observateur
de savoir quelles furent les impressions, les
impatiences ou les lassitudes de l'être intime
dans les épreuves que le milieu, les circonstances ou les luttes pour la vie lui ont
imposées. Chacun des traits du visage a ses
rides et ce sont autant de signes qui varient
avec les types.

L'observateur cherche encore des signes
dans l'œil. L'œil est comme une lampe où
viennent brûler les plus subtiles essences
qui se distillent en l'homme intérieur. Aussi
est-ce dans l'œil que l'observateur découvre
les signes des ivresses vitales et les signes
des passions qui troublent l'être humain.
L'iris change de coloration dans la colère,
dans la tristesse, dans la joie ou la volupté ;
c'est que le pigment de l'œil se compose de
granulations animées de mouvements et que

ces mouvements, par leur rapidité ou leur ralentissement, donnent au regard sa vivacité, son intensité ou sa langueur. La couleur même du pigment de l'iris qui peut, suivant les types, varier du bleu pâle au brun presque noir et présenter des teintes azurées, grises, jaunes, vertes ou brunes est un indice du tempérament physique et moral. La couche de larmes enfin, par sa limpidité ou son épaisseur, rend l'œil brillant ou terne et ainsi s'avive ou s'éteint l'éclat de l'iris.

Les Allemands ont établi tout un système d'observation physiologique sur l'examen minutieux des bâtonnets de l'œil, chaque division de l'iris correspondant pour eux à un viscère. C'est aller bien loin dans le détail de l'observation et la méthode typologique doit surtout s'occuper d'établir la synthèse de l'homme physique et de l'homme moral. Cependant la couleur même du pigment oculaire révèle souvent quel organe prédomine dans l'économie générale et ce signe garde sa valeur même s'il coïncide avec d'autres signes contradictoires dans la physionomie.

L'œil bleu indique la prédominance des organes lymphoïdes et par conséquent une tendance au spleen ; l'œil très noir est l'indice d'un tempérament bilieux et atrabilaire ;

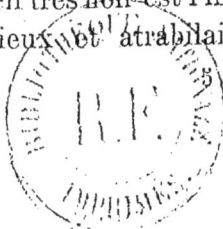

l'œil vert et transparent nous révèle que
certaines ivresses vitales proviennent souvent
de distillations insuffisantes des reins ; l'œil
d'un nerveux scintille ; au contraire celui
d'un être prédisposé à la torpeur et à l'hypnose
par suite d'un mauvais fonctionnement de la
circulation sera jaune et terne. La dilatation
ou le resserrement de la pupille, la limpidité
du regard, sa fixité, ses tremblements, ses
expressions sont aussi des indications de
l'état physiologique et de l'état moral du sujet.

De même la rigidité ou la mobilité de la
narine, la pâleur ou la coloration des lèvres,
la légèreté ou la lourdeur du cou, l'élévation
ou l'étroitesse du front, l'animation ou la
matité du teint sont autant de signes que
relève attentivement l'observateur pour juger
un homme.

L'oreille fournit aussi par sa forme et par
la manière dont elle est placée des signes
dont l'observateur doit tenir compte. Une
grande oreille lourde et charnue révèle des
appétits matériels. Une oreille haute et
pointue comme celle des faunes indique une
sorte d'intellectualité et de curiosité perverse
dans les instincts ; une oreille fine et bien
dessinée indique au contraire une certaine
délicatesse au point de vue physique comme
au point de vue moral.

Enfin le son et le timbre de la voix guident encore l'observateur dans le jugement qu'il doit faire des instincts et des facultés de l'être qu'il observe.

La voix dépend de la forme et du volume des cavités du larynx. Ces cavités, d'après leur disposition, agissent comme des résonateurs qui renforcent certains sons, de là viennent les différents timbres de voix.

Tous les êtres qui ont un larynx ont une voix et les intonations de cette voix changent avec les impressions, les émotions les sensations de l'être. Sans même les voir nous distinguons les animaux par leur voix. Même nous connaissons l'état intime d'un animal par le cri qui lui échappe.

L'enfant exprime de même par des cris les sensations qu'il éprouve et jusqu'à ce que l'imitation lui donne un langage, il a un cri particulier. Or les enfants très jeunes n'ont pas tous la même voix : les voix d'enfants sont déjà des voix graves, des voix aiguës, des voix timbrées ou des voix inharmoniques.

Nous sommes généralement agacés par leurs cris et nous ne faisons guère de distinction entre les sons qu'émettent les enfants. Si nous nous en donnions la peine, nous constaterions pourtant que les sons aigus sont propres aux enfants nerveux et irritables, et que les sons graves sont émis par des enfants plus patients, plus lents, plus vigoureux, mieux équilibrés.

Le cri peut être rauque et guttural, ou strident et céphalique et il s'appuie en outre sur telle ou telle voyelle.

La consonne marque la race et cela parce qu'elle a pour point d'appui l'une ou l'autre partie de l'appareil vocal.

Les Sémites ont la plus riche des gammes gutturales. Les Indo-Américains du Mexique possédaient le clappement *tl* qu'on chercherait en vain ailleurs. Le *th* anglais constitue le signe d'une langue où dominent les dentales et les sifflantes. Les Allemands ont des chuintantes tout à fait caractéristiques. Les Russes ont en propre les sons mouillés et les Français aiment les palatales et les labiales, ce qui leur permet de n'avoir pas d'accent tonique. Il y aurait toute une étude fort curieuse à faire sur la correspondance de la linguistique avec le type, mais ici cette étude m'entraînerait trop loin.

La voix change de timbre lorsqu'on chante, lorsqu'on crie, lorsqu'on parle, lorsqu'on est ému, effrayé ou en proie à la colère, à l'enthousiasme, à la haine ou à tout autre sentiment ; dans l'extrême émotion l'homme perd la voix. (¹)

L'homme a généralement des cordes vocales plus longues et plus épaisses que la femme, ce qui lui donne une voix plus grave et autrement timbrée.

---

(1) Deux branches de nerfs spinaux commandent aux muscles du larynx ; si l'on sectionne les spinaux, l'homme perd la voix, on comprend dès lors l'influence du système nerveux sur la parole et sur le cri.

Les muscles tenseurs des cordes vocales sont au nombre de quatre ; chacun est accompagné d'un ligament élastique qui possède la propriété de se raccourcir sans former de pli et qui permet à la membrane dont il est recouvert de garder sa surface unie, quel que soit le degré de contraction musculaire des cordes vocales. Les cordes vocales sont des saillies de la muqueuse qui sont capables de vibrer sous l'action du courant d'air venu des poumons.

Quatre cartilages partagent le larynx : l'un a la forme d'un anneau ; le second forme une saillie très accentuée dans certains types, c'est le corps thyroïde ou pomme d'Adam ; chacune de ses faces latérales présente en arrière deux grandes cornes, l'une s'articule avec le cartilage en forme d'anneau, l'autre avec l'os hyoïde ; deux autres petits cartilages de forme triangulaire reposent sur la partie postérieure du cartilage annelé.

Les deux cordes inférieures de l'appareil vocal, sous l'action du courant d'air venant des poumons, vibrent à la manière des instruments à anche (clarinette, hautbois, etc.). Toutefois les cordes vocales sont mieux organisées en ce sens que le muscle renfermé en chacune est capable de la tendre plus ou moins en se contractant et ainsi les cordes vocales tiennent sous leur dépendance directe, la hauteur, l'amplitude ou l'acuité des sons qui varie avec le nombre et la longueur des vibrations. Entre la corde supérieure et la corde inférieure, d'un même côté se trouve une anfractuosité ou ventricule qui sert de résonateur et qui peut amplifier les sons.

La transformation de la voix d'enfant en voix d'homme se produit avec la virilité ; elle est annoncée par ce que l'on appelle la *mue de la voix*, qui est une hésitation dans la tension des cordes vocales et comme une oscillation entre les sons harmonieux et les sons inharmoniques. Les eunuques gardent une voix aiguë et il en est de même des hommes qui s'imposent très longtemps des contraintes ou qui sont atteints d'impuissance virile. Il y a donc un rapport entre le développement des organes sexuels et la voix. On comprend alors que l'observateur soit renseigné sur le type moral comme sur le type physiologique par les altérations fugitives ou persistantes de l'harmonie des sons comme par les signes qui s'inscrivent de façon éphémère ou permanente dans la physionomie.

CHAPITRE III

EMBRYOGÉNIE ET MÉTAMORPHOSES

Le type dépend de l'hérédité, de la naissance et des conditions naturelles et sociales que rencontre une existence humaine dans un milieu déterminé. L'homme, en effet, peut se donner des conditions de vie qui soient différentes de celles de sa naissance, mais si ces conditions choisies par lui sont contradictoires avec la loi vitale de son type natif, il faudra qu'il arbitre sans cesse les tendances qui lui viennent de sa volonté et les impulsions que continueront de lui donner ses instincts.

Un homme peut donc se créer une personnalité qui soit différente de la personnalité qui lui vient de sa naissance. Cependant il n'est pas en son pouvoir de s'attribuer des dons et de prendre des facultés qui soient absolument contradictoires avec son type natif ; il ne peut que réduire ou développer une ou plusieurs des tendances de son tempérament.

Les tendances de son tempérament parmi lesquelles l'homme choisit celles qu'il prétend réduire ou développer, lui viennent d'une embryogénie physiologique et psychologique qui est préalable à sa vie personnelle. C'est jusqu'à cette embryogénie que nous devons remonter pour retrouver la première empreinte qui se marque dans un être humain. Ce premier stade de la vie détermine en effet le type natif et c'est des conditions même de l'embryogénie physiologique que dépendent, au moins en partie, les diverses métamorphoses de la physionomie d'un homme au cours de son existence.

Le type humain résulte en effet de la combinaison de tous les éléments physiques et chimiques des cellules. Les cellules ont une vie propre, mais quelle que soit la forme spéciale d'une cellule, ses mouvements sont toujours de la même nature que les mouvements de l'amibe ; ce ne sont que des mouvements rythmiques de dilatation et de contraction : si on dissociait les groupements que font les cellules vivantes, c'est la simple sensibilité de l'amibe qu'on retrouverait en chacune d'elles. Ainsi en est-il dans tout organisme ; quelle que soit sa complication à l'état adulte, un organisme à l'origine est toujours unicellulaire et présente primitivement un fonctionnement amiboïde.

Chaque être humain, au début de son existence, n'est qu'une petite masse de matière vivante qui s'est détachée sous la forme de cellule d'une autre masse de matière vivante dont l'origine première nous échappe.

Chez l'homme, comme chez tous les métazoaires, deux éléments de sexe opposé concourent à la production d'un nouvel être. Chacun de ces éléments contribue à déterminer le type de l'embryon ; dans quelle mesure ? nul ne le saurait dire de façon certaine, nous touchons là encore à ce domaine de l'*inconnu* où le typologue s'interdit de pénétrer.

Certains ont prétendu que la cellule mâle contient les parties essentielles du nouvel être et que la cellule femelle ne fournit que la nourriture nécessaire au développement de cet être ; d'autres affirment que les parties essentielles du nouvel individu préexistent dans l'ovule avant la fécondation. Dans l'état actuel de nos connaissances nous ne pouvons encore décider de la vérité de l'une ou l'autre de ces hypothèses.

L'élément mâle, après qu'il s'est détaché du spermatoblaste, présente un type très net:

5*

il est filiforme avec une tête renflée et globuleuse et une queue qui se termine en pointe très fine. Le spermatozoïde est un élément essentiellement dynamique qui est doué de mouvements rapides. Il a évidemment un type virtuel d'où proviendrait peut-être la diversité des variétés d'une même race. Si l'on pouvait connaître le type virtuel des différents spermatozoïdes humains on pourrait sans doute rattacher le type du produit au type virtuel de son générateur, mais ce sont là des questions que la science aborde à peine.

Quant à l'ovule ce n'est qu'une cellule de forme sphérique qui, détachée de l'ovaire, n'a pas de type apparent. Cependant il semble que l'ovule contienne sinon tous les éléments du type, du moins les formes de l'espèce de ce type. Quelles que soient les manipulations ou les lésions que les savants aient essayées sur l'ovule, la constance du type de son espèce subsiste dans le produit ; les caractères constitutifs d'une espèce ne peuvent donc passer de cette espèce à une autre.

La génération ne saurait apporter de variations qu'aux caractères secondaires de l'espèce. Le spermatozoïde, en fécondant l'ovule, donne le mouvement aux formes spécifiques qui de façon latente y semblent incluses ; la nature même du mouvement qu'il imprime à ces formes leur apporte certaines qualités favorables ou défavorables qui concourent à fixer le type de l'embryon. Mais les formes caractéristiques de l'espèce sont préalablement trop déterminées pour que leur mise en mouvement puisse jamais transformer une espèce en une autre espèce.

L'autonomie du genre et de l'espèce paraît donc absolue, seule la race qui n'est qu'une variété de l'espèce peut participer, par la génération, des formes latentes en l'ovule et des qualités spéciales du spermatozoïde.

L'ovule de la femme présente un caractère physiologique qui assure au genre humain son isolement naturel de tous les genres animaux. Dans l'espèce humaine, en effet, l'ovule est homogène tandis que dans les espèces animales la membrane vitelline de l'ovule est toujours striée ou perforée. Aussi le spermatozoïde animal va-t-il sûrement et fatalement à un point déterminé de l'ovule pour en opérer la fécondation, alors que le spermatozoïde humain doit choisir dans l'ovule un point qui soit favorable à sa pénétration.

Si, à ce moment, grâce au jeu des systèmes nerveux le spermatozoïde est ivre d'alcool, d'éther ou de morphine, il perd la sûreté de son mouvement et ne peut donner à l'embryon que des qualités défavorables. Il en est de même s'il provient d'un organisme affaibli ou marqué lui-même d'hérédités morbides.

« Le développement d'un germe quelconque
« suppose d'abord et avant tout les qualités
« particulières de ce germe, dit le Professeur
« Raymond dans son étude sur les *Maladies*
« *familiales* (¹). La cellule nerveuse participe
« naturellement des qualités de la cellule-
« germe formée de l ovule et du spermato-
« zoïde... Il n'est pas besoin d'une affection
« chronique ayant agi lentement sur l'orga-
« nisme paternel pour rendre le spermatozoïde
« anormal. Il suffit de se rappeler l'influence
« de l'état d'ivresse au moment de la concep-
« tion pour comprendre ce que je veux dire. —
« Si quelque chose a lieu de nous étonner,
« c'est que, dans la vie journalière, nous ayons
« une uniformité assez grande de notre milieu
« intérieur pour que spermatozoïdes et ovules
« ne soient pas plus souvent modifiés. Il faut
« remarquer que par la fusion des deux
« cellules-germes de sexe opposé il se fait
« en général, si l'on peut ainsi parler, une

---

(1) *Les Maladies dites familiales. Senescence physio-logique prématurée.* Conférence faite au Collège Royal des Médecins de Londres le 22 Juin 1908.

« égalisation des tares, si bien que le type
« moyen de l'espèce se trouve conservé. Il
« faut que les particularités pathologiques
« des germes soient d'ordre différent pour
« pouvoir s'atténuer réciproquement. Si elles
« sont d'ordre synergique, elles vont s'addi-
« tionner sinon se multiplier et l'être nouveau
« sera pathologique. »

C'est que certains éléments qui modifient
momentanément ou constamment la constitution de l'organisme humain ont droit
au germe et changent, dans le sens de
leur activité, les mouvements de la vie
embryonnaire. Ainsi commencent souvent, à
l'intérieur d'une famille ou d'une race, des
évolutions qui marquent les individus de
caractères nouveaux. Ces caractères peuvent
devenir héréditaires, mais tant qu'ils ne sont
pas absolument fixés dans la race ou dans la
famille, il est possible de les atténuer et de
les faire disparaître.

D'ailleurs ces caractères sont progressifs
ou régressifs ; leurs effets se perpétuent au
bénéfice ou au détriment de la collectivité ou
bien ils s'arrêtent à l'individu et, dans ce
cas, la métamorphose peut donner à son type
une plus grande valeur, tout en diminuant
ses chances de durée.

Pour juger du caractère d'une évolution il

faut en distinguer les effets par rapport à l'individu et par rapport à la collectivité. Telle métamorphose qui compromet la vigueur de l'élément social peut affiner le type individuel et le rendre plus attractif même pour les êtres vigoureux et sains. Dès lors ce qui est funeste à la race est au contraire favorable à l'individu.

Dans l'élément primordial d'une série et même à chaque degré relativement au degré suivant, nous trouvons une confusion des fonctions et une simplification des organes. Le progrès, à l'intérieur d'une série, provient toujours de la division du travail organique et de la distinction des fonctions vitales.

Cette marche est celle de la série embryonnaire ; chacun des stades en est progressif par rapport au stade précédent. Le typologue doit connaître cette progression pour rattacher à chacun de ces degrés les caractères qu'il relève dans les types. Un caractère de confusion est régressif, un caractère de distinction est progressif, telle est la loi.

Les premières divisions de la cellule primitive font passer l'embryon de l'état d'œuf à l'état de morula. [1]

---

(1) La morula est une petite masse mamelonnée dont la forme rappelle celle de la mûre, de là son nom.

Les cellules en continuant de se multiplier déterminent le premier rudiment du tube digestif : l'embryon passe ainsi à l'état de gastrula avec une peau interne ou endoderme et une peau externe ou ectoderme.

Œuf, morula, gastrula, telles sont les trois premières métamorphoses de l'ovule après sa fécondation.

Pendant le temps de la gastrula de nouvelles cellules en se développant constituent à la masse embryonnaire une troisième peau, la peau moyenne ou mésoderme.

L'embryon est donc alors composé de trois feuillets dont chacun engendre des organes bien déterminés : l'ectoderme forme la peau, le système nerveux et les organes des sens ; le mésoderme produit les muscles, le tissu conjonctif, le squelette, le cœur et les vaisseaux sanguins ; l'endoderme contitue la membrane interne du tube digestif, les glandes et tous les viscères.

En remontant jusqu'aux premiers stades de formation de la vie, je partage donc les tempéraments en trois grandes classes : les *ectodermiques,* les *mésodermiques* et les *endo-dermiques.*

Le groupe des tempéraments ectodermiques comprend les *nerveux,* les *sensitifs* et les *herpétiques.*

Le groupe des tempéraments mésodermiques comprend : les *musculaires*, les *sanguins*, les *arthritiques* et les *scléreux*.

Enfin le groupe des tempéraments endodermiques comprend : les *bilieux*, les *spleenétiques*, les *scrofuleux*, les *stomacaux*, les *néphrétiques*, en un mot tous ceux qui sont prédisposés aux troubles des glandes et des viscères.

J'établis ici cette grande classification physiologique pour faire comprendre l'importance de l'embryogénie du type au point de vue de l'observation ultérieure des tempéraments et des signes extérieurs qui les révèlent.

Cette classification nous permet d'apprécier les régressions par lesquelles l'être adulte peut être ramené vers un des stades de la vie embryonnaire ainsi que les métamorphoses par lesquelles il est entraîné hors des voies normales de la santé.

Le caractère général du type humain à son origine est d'être *parasitaire*. Le nouvel organisme s'insère dans un milieu favorable à son développement et envahit progressivement ce milieu. Au cours de son évolution, apparaît d'abord un simple sillon dont l'une des extrémités est plus large : c'est l'extrémité céphalique où se développera la tête ; l'autre plus allongée et plus mince : c'est l'extrémité caudale qui deviendra le corps. Nous voici revenus au type serpentiforme du spermatozoïde. Mais bientôt en se courbant en forme de nacelle, l'embryon prend le type de la larve ; à mesure qu'il s'incurve il prépare sa terre nourricière et s'entoure de son océan : le placenta et l'amnios en effet se forment autour de lui.

Le placenta est l'organe indispensable de la nutrition et c'est par le placenta que l'embryon respire. La Nature semble ménager ainsi au nouvel être une terre et une atmosphère qui lui assurent une autonomie vitale dans le milieu qu'il envahit pour y vivre en parasite.

Quant au liquide de l'amnios, il baigne de toutes parts l'embryon et le protège contre les pressions externes. C'est comme un océan qui le berce et qu'il sale de ses rejets et de ses transsudations. La composition de l'amnios rappelle celle de l'eau de mer, car il renferme en dehors de diverses substances organiques environ six grammes de chlorure de sodium pour 987 grammes d'eau. N'est-ce pas de la composition de l'amnios que l'on pourrait induire l'origine de la loi de constance marine qui paraît régir les types humains, si bien que son maintien produit la santé et que, si on la rétablit dans les organismes affaiblis, ils

retrouvent leurs forces? ([1]) Les maladies sont
souvent des régressions vers un des stades
de la vie embryonnaire ; si l'on peut rendre
alors à l'être adulte quelques unes des
conditions de l'embryonnat il en éprouve un
soulagement.

C'est pourquoi il est si particulièrement
utile au typologue de bien connaître les
phases de l'évolution originelle.

Au début de cette évolution tout semble
confondu et simplifié : le cœur n'a qu'une
oreillette et un ventricule ; la circulation se
fait avec la vésicule ombilicale. A un mois le
cœur se sépare en cœur droit et cœur gauche,
les rudiments des poumons et du pancréas
apparaissent ainsi que ceux des membres.
Vers la quatrième semaine l'appareil générateur s'ébauche, mais le sexe reste indifférent.

Pendant le deuxième mois, le cœur se
partage en quatre cavités et l'ossification du
squelette commence ; les membres se forment
en même temps qu'apparaissent les sillons
de séparation entre les doigts. La colonne

---

(1) Le sang de l'homme contient également 5 à 6 grammes
de chlorure de sodium par litre, 900 grammes d'eau,
60 à 70 grammes d'albumine, 2 à 3 grammes de fibremo-
gène et quelques sels minéraux. C'est en s'inspirant de ces
principes que René QUINTON a réalisé, dans ses dispensaires,
une méthode thérapeutique par des injections titrées d'eau
de mer.

vertébrale, les côtes et le crâne sont cartilagineux, les centres nerveux s'enveloppent
et les viscères se distinguent.

A la septième semaine, la tête forme encore
le tiers du corps, les yeux sont saillants, les
paupières n'existent pas, le nez fait une
saillie obtuse ; les narines sont rondes et très
écartées, la bouche béante : c'est la première
ébauche du type humain.

Pendant le troisième mois, les paupières se
forment, des poils apparaissent ainsi que les
premiers rudiments des ongles ; en même
temps les arcs vertébraux, bien que cartilagineux, se soudent et le sexe se différencie.

A partir du quatrième mois les muscles
commencent à exécuter quelques mouvements. La tête et l'abdomen restent très
développés par rapport au tronc et aux
membres.

Pendant le cinquième mois, l'œil commence
à se pigmenter, la peau se couvre d'un duvet
soyeux et le cuir chevelu se parsème de
légers cheveux, les ongles prennent une
consistance cornée. Les membres inférieurs
alors sont plus longs que les membres
supérieurs.

Au sixième mois les cheveux deviennent
plus abondants, la peau est très colorée.
Toutes les sutures se rapprochent ; les points

d'ossification se multiplient, le bord libre
des ongles devient nettement apparent.

Pendant le septième mois la peau s'épaissit,
l'enduit sébacé est très abondant, les ongles
arrivent jusqu'à l'extrémité des doigts, l'œil
prend sa coloration particulière : de plus en
plus le type se rectifie.

Durant le huitième mois les proportions
deviennent plus harmonieuses. Les os de la
voûte du crâne se bombent, les ongles
poussent, les vertèbres s'ossifient. Le parasitisme des ostéablastes détermine alors une
telle crise dans l'organisme que les enfants
nés prématurément en ce huitième mois,
sont infiniment plus difficiles à élever que
les enfants nés à sept mois. C'est au cours du
neuvième mois que la métamorphose osseuse
s'opère et cette crise paraît être aussi
importante que celles qui transforment le
type aux autres époques de la vie.

Au cours de leur première formation, les
systèmes vitaux subissent tous trois métamorphoses et la vie, dans son évolution
primitive, comporte trois phases : la phase
embryonnaire pendant laquelle s'ébauche un
type quelconque par le groupement des
éléments histologiques ; la phase *fœtale* au
cours de laquelle le type humain se dessine
tandis que le sexe devient distinct ; enfin la

phase *natale* durant laquelle il est possible de pétrir les chairs molles et le crâne encore mal ossifié.

Le type acquis à la naissance est modifiable. Cependant tous les types successifs d'un être humain dépendent plus ou moins du premier *moi* inconscient qui s'est affirmé et développé dans le type embryonnaire. C'est de ce germe qu'après des métamorphoses plus ou moins favorables sortira le type adulte.

Chacun des âges de l'homme et de la femme apporte quelque changement dans leur attitude et leur physionomie. Depuis la phase natale jusqu'à la vieillesse, le type passe par une série de métamorphoses qui le perfectionnent ou l'altèrent.

En considérant un être humain, l'observateur doit toujours se demander si la croissance de cet être s'est faite normalement et si le jeu histologique des cellules correspond à l'évolution naturelle de la vie chez d'autres individus de même type et de même âge.

Dans la première période de sa vie, la physionomie de l'enfant n'a pas d'expression, ses traits sont à peine formés, sa tête est encore molle. Il semble plongé dans la torpeur et l'étonnement. L'attention, la curiosité ne s'éveillent en lui que vers six ou sept mois.

La crise de la dentition est la première crise générale de l'organisme et si l'on suit alors les changements d'une physionomie d'enfant, on s'aperçoit aisément qu'un être nouveau se forme.

Presque toujours on éveille trop tôt les facultés cérébrales de l'enfant. Préoccupé de choses supérieures à son âge, il dort mal, rêve, s'énerve et sa physionomie prend un aspect vieux ; des rides s'y creusent.

Quand une ride apparaît sur le visage d'un enfant pendant la phase natale, cet enfant se trouve en état de régression vers la vie embryonnaire ou bien il se marque en lui un caractère sénile. L'observateur, en tous cas, est prévenu du fonctionnement anormal de la vie chez cet enfant. (¹)

Et cependant les parents sont fiers quand

---

(1) « La Nature, dit Balzac, veut que tous les organes « participent à la vie dans des proportions égales tandis « que la société développe chez les hommes une sorte de « soif pour tel ou tel plaisir dont la satisfaction pose dans « tel ou tel organe plus de force qu'il ne lui en est dû et « souvent toute la force, les affluents qui l'entretiennent « désertent les organes sevrés en quantités équivalentes à « celles que prennent les organes gourmands. De là les « maladies et en définitive l'abréviation de la vie Appelez « la vie au cerveau par des travaux intellectuels constants « la force s'y déploie, elle en élargit les délicates « membranes, elle en enrichit la pulpe ; mais elle aura « si bien déserté l'entre-sol que la maladie l'envahit. »

sa physionomie reflète pour ainsi dire, en miniature, toutes les impressions, les sensibilités et les ruses d'un être adulte et ils ne voient point se marquer en même temps sur leur enfant des signes de vieillissement précoce des cellules et de l'usure des systèmes nerveux.

Qu'il ait été bien ou mal réalisé pendant la phase natale, le type est de nouveau transformé par la crise qui correspond à la seconde dentition. La physionomie alors se modifie avec l'accroissement des maxillaires, l'allongement et l'ossification du nez et le développement des muqueuses de la gorge. Durant cette période l'enfant apprend généralement à lire, à écrire, à compter, et l'on développe sa mémoire : c'est encore un être de plus qui se forme et se manifeste.

Quand arrive l'adolescence la physionomie, l'attitude, la taille, la voix et la sensibilité de l'être humain changent en même temps que ses aptitudes, ses facultés et son intelligence. C'est alors que l'individualité s'affirme et que le *moi* se précise. C'est une des transformations capitales du type.

Lorsque cette métamorphose s'opère normalement chez la jeune fille les hanches se développent, la taille se dessine, les seins se bombent, les épaules s'abaissent et s'arrondissent, les os s'accroissent, la voix devient plus harmonieuse, mieux timbrée et les yeux plus expressifs. En même temps le caractère se modifie, une certaine mélancolie, quelques inquiétudes et un besoin de solitude alternent avec des gaietés subites et un désir de plaire.

Cette métamorphose n'est pas moins apparente chez le jeune garçon, c'est pour lui l'âge ingrat, il grandit, ses formes osseuses s'accusent, ses muscles se développent, sa voix mue, ses traits s'accentuent, sa barbe pousse. Souvent aussi son caractère devient inquiet et des crises d'angoisses succèdent à des accès d'exubérance et de joie.

Une inversion des signes particuliers à chaque sexe indique des anomalies dont l'observateur doit tenir compte. Une jeune fille dont les formes se rapprochent à ce moment de celles du jeune garçon, qui garde la poitrine plate, les hanches étroites, et qui prend des traits virils pendant que sa lèvre supérieure s'ombre d'un léger duvet, n'a point un tempérament féminin.

De même le jeune garçon dont les chairs restent molles et flasques, le visage glabre, l'aspect lourd, la voix aiguë et claire prend un tempérament anormal. Un tel être présente le plus souvent un caractère indolent, une propension à la crainte, à la docilité, à la duplicité, à la ruse en même temps qu'à l'impuissance. Le corps s'alourdit, la force diminue, le cervelet cesse de se développer [1]; il en résulte une atrophie musculaire qui rend les mouvements pénibles. Les tissus mous s'emplissent de graisse ou se dessèchent : l'individu appartient au genre neutre et stérile.

L'aplatissement de l'occiput, la voix aigüe, la débilité des membres avec tendance à l'engraissement précoce sont autant de signes qui révèlent chez l'homme l'impuissance, que cette impuissance soit natale, accidentelle ou volontaire. L'impuissance peut en effet provenir d'une tare héréditaire, d'une atrophie du cervelet par suite d'un surmenage outré ou d'une négation constante des lois naturelles de la vie. Qu'elle qu'en soit la cause, le typologue, après avoir relevé ces signes, sait qu'il est en présence d'un être anormal par rapport aux autres êtres de son âge; l'équilibre vital et nerveux de cet individu est certainement instable et l'observateur doit juger si la métamorphose du type est momentanée ou irrémédiable.

---

[1] Il semble que le cervelet ou cerveau de la motricité soit le siège de l'activité nerveuse qui détermine l'activité génésiaque.

Le mariage, la maternité et la ménopause sont pour la femme de nouvelles causes de transformation et même demeurât-elle fille, une femme subit une métamorphose plus ou moins complète de son type à peu près tous les dix ans. L'homme présente aussi des aspects différents suivant les âges de sa virilité.

Le vieillard n'est pas fatalement sénile, et par contre le jeune homme peut porter les signes d'une sénescence prématurée.

La sénescence a pour caractère le ralentissement de toutes les fonctions vitales. Le sang est pauvre, la respiration moins active, les artères se durcissent et tendent à la sclérose. Les cartilages s'ossifient et les os sont fibreux ; la peau se ride. Le tissu adipeux disparaît, le poids du corps diminue, parfois la colonne vertébrale s'incurve et la taille s'affaisse. Les mouvements musculaires perdent de leur énergie et de leur précision, la marche est plus incertaine, les gestes moins sûrs et des tics nerveux apparaissent tandis que les sens s'affaiblissent.

L'apparition de ces signes ou de quelques uns d'entre eux révèle à l'observateur un tempérament sénile. Quel que soit l'âge de l'homme ou de la femme tant que ces caractères ne se montrent pas dans le type, la phase adulte n'est pas finie. On n'a jamais physiologiquement que l'âge qu'on paraît avoir et les jeunes gens épuisés sont réellement plus vieux que certains vieillards.

Il y a des types vieux dès l'enfance, d'autres qui restent jeunes jusqu'à l'âge le plus avancé. L'activité vitale et cérébrale se ressent de la débilité ou de la juvénilité du tempérament. La sensibilité s'accroît en raison directe de la mobilité de l'être et l'apparition des signes de la sénilité révèle toujours une indifférence, une apathie, un égoïsme que l'irritabilité nerveuse, si développée soit-elle, ne saurait masquer à l'observateur.

CHAPITRE IV

COMPLEXIONS ET TEMPÉRAMENTS

L'action des éléments extérieurs ne modifie que jusqu'à un certain point les dispositions organiques du corps et, soit dans la structure intime des parties, soit dans leur aptitude à recevoir les impressions, il y a des caractères essentiels de l'organisme que nulle habitude ne peut changer. Ces caractères immuables constituent la constante physiologique de l'être. C'est en se rapportant à ces caractères qu'on a distingué différentes complexions et discerné des tempéraments. C'est à dessein que j'emploie ici les deux termes.

La complexion, en effet, résulte de la réunion des conditions *extérieures* qui font l'être variable, c'est en quelque sorte une question d'épiderme et c'est par la nature de la peau, des poils et des rejets cornés que les complexions se différencient.

Le tempérament, au contraire, résulte de

la disposition *intérieure* des organes et du rapport des viscères entre eux.

Si on les rapporte à la nature des tissus qui composent la chair, les tempéraments se divisent en cinq types : le type musculaire, le type œdémateux, le type adipeux, le type herpétique et le type scléreux.

Un type musculaire est facile à reconnaître : la chair est ferme, les tendons apparents, et les membres vigoureux peuvent exécuter des exercices violents sans courbature ni fatigue.

Le tempérament *œdémateux* comporte une infiltration de sérosités dans les tissus cellulaires du derme et des viscères. La résorption des liquides interstitiels devient trop lente en même temps que la pression sanguine augmente, et les muscles sont impuissants à faire mouvoir les membres. La peau est molle, pâteuse, pâle et distendue, gorgée de globules blancs. Elle présente des vergetures et garde la trace de la pression des doigts.

Les gens de tempérament œdémateux sont naturellement paresseux, lents, assez peu sensibles aux impressions extérieures ; aussi les anciens physiologistes, en classant les tempéraments d'après la nature des humeurs, avaient-ils désigné le tempérament œdémateux sous le nom de *tempérament flegmatique.*

Ils marquaient ainsi la froideur physique et morale de ce tempérament.

Les gens de tempérament adipeux ont un fonctionnement défectueux du pancréas et des glandes. Ils émulsionnent mal les graisses et les répandent entre les tissus au lieu de les brûler pour entretenir la chaleur vitale. Le tempérament adipeux entraîne la présence, dans les couches profondes du derme, d'une quantité plus ou moins grande de graisse. Parfois les membranes séreuses du péritoine et du cœur s'en entourent, d'où des gênes, des congestions et des suffocations qui sont souvent très pénibles.

Le tempérament *sanguin* est propre à des individus trapus, qui ont le cou court, le teint coloré ou couperosé, et qui sont prédisposés à la pléthore et aux hémorrhagies.

« *Aux sanguins soulas et esbattemens et* « *aux colériques riotes et despiz* », disait Christine de Pisan. Et plus tard Ambroise Paré, appréciant en chirurgien les inconvénients de ce tempérament, écrivait : « Les « hommes sanguins, pour l'abondance du sang « qui est chaud et humide, sont plus sujets à « bourgeonner que le reste des hommes. »

Le tempérament sanguin est en effet souvent menacé d'herpétisme. L'herpès est une éruption de vésicules à base enflammée, qui se déssèchent et souvent finissent en croûtes. Ce tempérament indique toujours même chez les nerveux et les hépatiques une mauvaise composition et une répartition défectueuse des fluides vitaux.

Le tempérament *scléreux* comporte un durcissement des tissus. La sclérose affecte tel ou tel genre de tissus suivant l'organe qui domine dans le tempérament, suivant aussi la complexion blonde, fauve, rousse, brune ou mixte du sujet.

Il ne s'agit point dans la complexion de la couleur des cheveux qui peut varier avec la mode et les circonstances, mais de l'ensemble des signes qui caractérisent telle ou telle complexion. La pigmentation du poil concorde en effet avec celle de la peau et de l'œil, à moins que la complexion par suite d'un mélange de types dans le même individu, ne soit contradictoire avec le tempérament, mais alors la forme des traits, leur inharmonie et les disproportions du squelette et des revêtements révèlent à l'observateur ces complexités et ces contradictions physiologiques et psychologiques.

Les Blonds, s'ils sont de complexion pure, ont les yeux bleus ou gris, le teint pâle ou rosé, la peau blanche et nue ; ils sont généralement de tempérament lymphatique.

Les Roux ont les yeux verts, la peau
mouchetée de tache de son, la face souvent
colorée de tons briques. Ils sont le plus souvent
de tempérament musculaire ou sanguin.

Les Fauves ont le teint bistré, les cheveux
d'un brun chaud, les yeux jaunes ou noirs ;
ils sont velus, la peau est sèche et rude ; ce
sont le plus souvent des sanguins ou des
nerveux.

Les Bruns ont le teint bilieux ou mat, les
yeux et les cheveux noirs, la peau souvent
douce et molle ; ils sont en général de
tempérament hépatique.

Jamais un être de complexion blonde
n'aura l'énergie, la violence et la force de
l'être roux ou de l'être fauve, pas plus qu'il
n'aura la passion ou la fougue de l'être brun,
mais il aura une sensitivité, une indolence,
bref une féminité qui n'est pas toujours sans
charme.

Quand les théories humorales étaient en
honneur, on admettait que la complexion
blonde répondait au tempérament mélancolique et au tempérament flegmatique, la
complexion rousse et fauve au tempérament
sanguin, et la complexion brune aux tempéraments bilieux, nerveux et atrabilaire.

L'atrabile était considérée comme une
humeur âcre, noire et toxique sécrétée par

la capsule surrénale, et qui avait la propriété de rendre l'individu morose, insupportable à lui-même et aux autres, inquiet, agité, hargneux et jaloux. Le teint jaune et terne, la peau sèche recouvrant un tissu desséché, les joues creuses, le regard anxieux et méfiant, l'œil noir comme les cheveux, tels sont les signes du type atrabilaire.

Le mélancolique est d'un tempérament analogue; mais il est calme, triste, abattu, découragé, étant de complexion blonde il manifeste avec moins de violence ses impressions douloureuses.

Les types sanguin, bilieux, flegmatique, atrabilaire et mélancolique en se combinant donnaient lieu aux types intermédiaires, et le mélange de tous les éléments vitaux dans de justes proportions constituait le tempérament parfait ou hygide.

Les anciens divisaient les tempéraments en *Céphaliques, Thoraciques* et *Hypocondriaques.* Ils pensaient que la tête, la poitrine ou l'abdomen gouvernaient l'individu et que son aspect physique indiquait en lui la prédominance de ses facultés, de ses sentiments ou de ses instincts.

En partant de cette classification, je partage le groupe des *Céphaliques* en cérébraux et sensoriels. Parmi les tempéraments cérébraux

6*

eux-mêmes, je distingue des tempéraments
prédisposés à l'ataxie locomotrice parce qu'ils
sont musculaires, d'autres aux troubles spas-
modiques parce qu'ils sont surtout nerveux,
d'autres aux méningites, d'autres enfin
aux anémies nerveuses par lymphatisme,
indépendamment de ceux qui sont menacés
de crétinisme par suite d'un fonctionnement
défectueux du corps thyroïde. De même je
distingue les cérébraux en intuitifs, imaginatifs et inventifs, me réservant d'indiquer
les caractères de ces types dans la partie
psychologique de cet ouvrage.

Parmi les tempéraments sensoriels, je
discerne des auditifs, des visuels et des êtres
qui obéissent surtout au sens du goût, du
toucher ou de l'odorat.

La forme de l'œil, la couleur et l'éclat de
l'iris, la limpidité de là cornée, la dilatation
plus ou moins grande de la pupille, la
disposition et la nuance des cils, la coloration
des paupières, la construction de l'orbite sont
autant de signes qui révèlent à l'observateur
s'il est en présence d'un être dont la sensibilité
procède des impressions de la vue. En même
temps tous ces signes indiquent au typologue
si la sensibilité de cet être visuel est mystique
ou réfléchie.

De même la position, la grandeur de

l'oreille, la forme des lobes et du pavillon, l'aplatissement ou la saillie du rocher, l'épaisseur des cartilages indiquent un homme qui perçoit surtout les impressions de l'ouïe ; mais ces mêmes signes révèlent encore à l'observateur si cet auditif sait entendre, s'il écoute, s'il se plaît à imaginer une harmonie intérieure, s'il se refuse au bruit du dehors ou s'il est seulement frappé par les sons extérieurs.

La forme des lèvres, les dimensions de la bouche et des maxillaires permettent à l'observateur de distinguer les différentes sensibilités qui se rattachent au sens du goût, de même que la mobilité des narines, la disposition des ailes du nez, sa courbure convexe ou concave, lui indiquent si la sensibilité procède ou non de l'odorat.

Tous les céphaliques, qu'ils soient cérébraux ou sensoriels sont des nerveux. Leur équilibre vital dépend non moins de leur nourriture intellectuelle que de leur nourriture viscérale.

Je partage les *Thoraciques* en pulmonaires, cardiaques et rachidiens.

Les individus qui ont tendance à mal respirer classent insuffisamment l'air dans les poumons, les bronches ou le larynx. Ils ont des organes respiratoires dont la conformation est défectueuse, ou bien ils

ont pris l'habitude de respirer d'après les
mouvements mécaniques du diaphragme en
évitant tout effort au poumon, lequel se borne
à faire tant bien que mal sa fonction chimique
sans être astreint à sa fonction physique
d'aération. Suivant qu'ils sont de tempérament
adipeux, herpétique ou scléreux, les individus
qui entretiennent la paresse de leurs organes
respiratoires deviennent pneumoniques, pleu-
rétiques, phtisiques, ou bien leurs tissus
pulmonaires ou leurs tissus bronchiques
s'indurent.

Je divise les *Cardiaques* en artériels et veineux. Les gens de tempérament artériel tendent
à vivre comme les oiseaux ou les insectes,
sans pouvoir répartir leur circulation comme
les insectes ou les oiseaux. Ils sont donc
sujets à des palpitations cardiaques étant
donné le défaut d'harmonie qui existe entre
leur rythme respiratoire et leur rythme
circulatoire.

Les tempéraments veineux tendent à la vie
des poissons, des batraciens ou des reptiles,
sans pouvoir comme les reptiles, les batraciens
et les poissons élever ou abaisser leur chaleur
vitale. Le tempérament veineux est caractérisé
par un excès de sang désoxygéné et par un
manque d'harmonie entre le système circulatoire du cœur et le système circulatoire du

foie, tandis que le tempérament artériel est caractérisé par l'activité des hématies. Les hématies (¹) ont pour fonction de porter l'oxygène dans toutes les parties de l'organisme. Aussi le tempérament artériel a-t-il trop de chaleur vitale, il se dévore et se dessèche ; le tempérament veineux au contraire manque de chaleur ; il ne brûle pas les carbones, d'où des dyspepsies, des phénomènes variqueux, des phlébites, des embolies et une foule d'inerties ou de congestions des veines.

Les tempéraments rachidiens ont une susceptibilité nerveuse de la moëlle, parfois ils tendent à la scrofule ou au lymphatisme. Le tempérament lymphatique caractérisé par l'excès de ce que j'appelle le *sang jaune*, (²) est intermédiaire entre la série thoracique et la série hypocondriaque.

Je divise les hypocondriaques en spleenétiques et hépatiques. Les hypocondres sont les deux cavités gauche et droite de l'abdomen. Le principal organe de l'hypocondre droit est le foie, celui de l'hypocondre gauche est la rate ; les reins sont situés en arrière de chaque côté, l'estomac, le pancréas et la

---

(1) Globules rouges.
(2) Le sang jaune est formé de lymphe et de chyle.

vessie sont entre les deux hypocondres, les
organes génitaux sont au dessous.

Les anciens avaient fait une remarque fort
judicieuse et dont l'expérience prouve la
vérité. Ils considéraient que les individus,
prédisposés par leur tempérament à une
prédominance morbide des organes situés au
dessus du diaphragme, étaient enclins à des
rêves d'avenir et de succès, voire même à la
manie des grandeurs. Les cardiaques et les
pulmonaires font souvent des projets la veille
de leur mort, certains rachitiques sont gais
et ne se rendent aucun compte de leur état.

Tandis que les êtres affligés d'un tempérament *épigastrique*, c'est-à-dire d'un tempérament voué aux désordres de l'estomac ou
d'un des viscères abdominaux sont tristes,
enclins aux idées de suicide, aux humeurs
noires, à la manie des persécutions, à la
préoccupation incessante et exagérée de leur
santé, aux mélancolies vagues et à tous les
caprices d'une imagination fantasque et
chagrine.

Le tempérament indique surtout la constante
physiologique de l'être. C'est à cette constante
physiologique que l'observateur se reporte
pour apprécier le jeu intime d'un individu.
Tout tempérament est, en effet, déterminé
par un organe qui étant plus fort que les

autres, règle l'harmonie générale. Mais à cet organe directeur correspond presque fatalement un organe faible. Cet organe faible est l'homologue de l'organe directeur.

Le fonctionnement défectueux ou incomplet de l'organe faible, en faisant apparaître certains signes révélateurs de désordres organiques, marque l'individu d'un caractère. Ce caractère est le plus apparent, c'est donc l'organe faible qui donne son nom au tempérament.

L'organe fort ne réalise que des signes d'harmonie dans l'organisme qu'il régit, tandis que l'organe faible se fatiguant vite, provoque dans ce même organisme des troubles, des hésitations, des lassitudes et réalise des signes morbides.

Ce serait une erreur de qualifier uniquement le tempérament par les facultés de son organe faible.

La vraie qualité du tempérament vient toujours de son organe fort. Cependant les médecins et les physiologistes ont surtout classé les tempéraments d'après l'organe faible. C'est que généralement un médecin est appelé à relever des signes pathologiques et le physiologiste s'attache aux signes très apparents, quels que soient du reste ces signes. Un typologue doit s'habituer à relever

en même temps que les signes morbides les
signes de santé, de manière à établir une
diagnose complète de son sujet.

A un organe faible correspond un organe
fort. L'homologie des viscères conduit donc
l'observateur à relever les deux termes, l'un
faible l'autre fort, d'une constante physiologique.

Les viscères abdominaux ont une fonction
qui est plutôt d'ordre chimique et les viscères
thoraciques en ont une qui est surtout d'ordre
physique ; mais les viscères qui sont situés
dans la cavité abdominale ont, en dehors de
leur jeu propre, un jeu secondaire qui permet
de rapprocher chacun d'eux d'un organe de
la cavité thoracique. C'est ainsi que, en
dehors de sa fonction chimique, le foie régit
toute la circulation sanguine de la veine porte,
comme le cœur régit la circulation générale.

De même la rate correspond au poumon :
elle est comme une sorte de poumon abdominal qui joue, par rapport au carbone et à
l'hydrogène de l'organisme, un rôle analogue
à celui que remplissent les poumons relativement à l'oxygène.

Les reins ont eux-mêmes pour homologues
les amygdales et parfois ils sont aidés ou
substitués dans leur fonction épuratrice par
les glandes sudoripares.

Le pancréas a pour homologue le corps thyroïde ; l'estomac, la vessie.

La constante physiologique d'un tempérament résulte d'une loi d'homologie viscérale ; si l'organe faible ne remplit plus sa fonction ou la remplit mal, l'organe fort supplée généralement son homologue jusqu'à ce que lui-même s'épuise.

Lorsque l'organe faible et l'organe fort d'un tempérament sont également épuisés, ce tempérament s'effondre et le type de l'homme s'altère de telle sorte que l'observateur y relève les signes d'un mal incurable. Cependant la suppléance possible de l'organe fort à certaines fonctions vitales de l'organe faible peut permettre d'éviter ces fatalités en établissant des compensations organiques par une hygiène intelligente.

CHAPITRE V

Les Corps Intérieurs

LA CHARPENTE

Les différentes fonctions de la vie sont remplies par des éléments qui dépendent les uns des autres et qui se groupent pour former des systèmes que j'appelle *corps intérieurs*. Autant de systèmes, autant de corps intérieurs. Le typologue isole, par la pensée, ces corps intérieurs, mais leur jeu dans la vie est toujours simultané.

L'homme possède cinq corps intérieurs :

Le *corps osseux* qui constitue la charpente ou squelette ;

Le *corps mécanique* formé par les tendons et les muscles ;

Le *corps physique* qui comprend le cœur et tous les canaux d'irrigation sanguine ;

Le *corps chimique* fait de l'ensemble des glandes ;

Le *corps dynamique* enfin qui se compose de tous les organes nerveux.

LA CHARPENTE

« C'est du squelette, a dit Schopenhauer, « que dépend le type de l'espèce. » En effet, ce sont les formes héréditaires du squelette qui distinguent les différentes races. La charpente osseuse donne à l'homme sa stature et son attitude ; c'est sur ce corps solide dont les parties s'articulent ou se juxtaposent, liées entre elles par des cartilages et des ligaments, que les vaisseaux et les tissus trouvent un appui sans lequel ils se tasseraient, de telle sorte que l'homme ne pourrait ni se dresser, ni se tenir.

Les améliorations ou les régressions de l'organisme sont liées aux métamorphoses du squelette. Le squelette en effet passe par divers états : état cartilagineux, état osseux, état fibreux. C'est une sorte de retour à l'état cartilagineux que la décomposition des os par l'ostéite chronique héréditaire. L'enfant, dans ce cas, a reçu de ses parents un organisme essentiellement prédisposé à la régression du type vivant vers une des phases du type embryonnaire. Le volume considérable de la tête, un certain prognathisme des mâchoires, l'hypertrophie des lèvres, le gonflement des ailes du nez, un embonpoint précoce, l'épaississement du thorax avec projection du sternum en avant, un défaut d'harmonie et de proportion entre les diverses parties du corps, tout rappelle en cet enfant la première ébauche de la physionomie humaine dans l'embryon de huit semaines. Le renflement des extrémités des doigts, la teinte blafarde de la peau, l'enduit terreux et pulvérulent dont se couvre l'épiderme, indiquent que les fonctions physiologiques sont ralenties et que les réactions vitales se ressentent de la débilité d'un organisme ramené à un état embryonnaire que le milieu ne saurait comporter.

L'apparition prématurée de l'état fibreux des os est au contraire un signe de sénilité précoce; les articulations tendent à se souder et des ankyloses rendent les mouvements difficiles. L'ankylose déforme le membre. L'ankylose est complète lorsque les articulations sont privées de leurs cartilages dévorés par les ostéoblastes et qu'autour de la jointure se forment des stalactites osseuses.

Au lieu de continuer leur fonction de bourgeons vivants les ostéoblastes restent inactifs dans leur tombeau calcaire et l'os se comporte dès lors organiquement comme un corail.

Le type est, dans l'être humain, une sorte de stratification plus ou moins harmonique d'éléments très divers. Non seulement l'homme peut présenter à l'observateur des caractères de physionomie animale, mais par régression de leurs composantes histologiques ses cellules et ses organes peuvent tendre à une vie cryptogamique, végétale ou pétrée.

Le cartilage d'ossification disparaît peu à peu au cours de l'existence à mesure qu'il est dissous et absorbé par les ostéoblastes. Les ostéoblastes sont des cellules étoilées et parasites qui n'ont pas de membrane et qui, possèdent la faculté de sécréter une substance calcaire qui se répand autour d'eux et les emprisonne. Par leur travail d'absorption et de rejet ils arrivent à réaliser, aux dépens des cartilages, tout le squelette.

L'os s'épaissit à sa surface externe et il se détruit au contact de la moëlle. Le périoste est l'agent actif de la formation continue de la matière osseuse il émet, en effet, sur sa

face interne des sortes de bourgeons qui sé-
crètent du calcaire. Avec l'âge toutefois le
périoste devient dur et fibreux, il perd la faculté de produire de la matière osseuse ; dès
lors la vie active et le renouvellement des
ostéoblastes diminuant, l'attitude et la physionomie de l'être humain changent.

Le travail d'ossification et en particulier la
soudure des os du crâne continue jusqu'à
l'âge de trente cinq à quarante ans. Cette
synostose (¹) accomplie le développement du
cerveau est arrêté. Cet arrêt entraîne des
conséquences pathologiques si les sutures du
crâne se soudent prématurément. La synostose produit une modification du système
nerveux des os. Si cette transformation est
prématurée elle entraîne des désordres de
circulation et des congestions et elle entrave
le développement intellectuel ainsi que le jeu
psychologique des sens et des facultés.

Normalement la synostose du tronc et des
membres s'achève entre dix-huit et vingt-
cinq ans. Dans l'enfance et la jeunesse les os
s'allongent par leur zône d'accroissement.
Cette zône cartilagineuse persiste jusqu'à ce
qu'elle soit remplie totalement de la matière

(1) La synostose est la soudure des os entre eux.

osseuse que fournit le travail d'absorption, de digestion et de rejet des ostéoblastes. Tant que la moëlle reste riche de vaisseaux et d'éléments cellulaires, elle favorise l'accroissement de l'os en en diminuant le poids et en en augmentant le volume, mais avec l'âge elle s'encombre de cellules adipeuses, et perd son activité. Si l'ossification de la zône d'accroissement est prématurée, l'individu cesse de grandir et la tête, le tronc et les membres restent disproportionnés. Le travail de formation du type a été entravé par une fatalité du tempérament ou du milieu.

Une lourde tête sur un corps frêle indique de mauvais échanges entre le système glandulaire et les systèmes nerveux; une grosse tête sur un buste court est l'indice de désordres viscéraux et d'un mauvais fonctionnement de la circulation et de l'appareil respiratoire.

Au contraire, une tête petite sur un corps long nous indique que la synostose du crâne s'est faite pendant que les ostéoblastes n'avaient point une activité suffisante pour dissoudre et absorber les cartilages de la zône d'accroissement du corps ; dès lors il s'est produit une sorte de gigantisme le plus souvent aux dépens des forces cérébrales.

Le développement de la face n'est pas non

plus toujours concordant avec celui du crâne,
telle tête longue a des traits courts, telle
tête ronde a des traits longs et, il n'y a pas
toujours correspondance entre la projection
du crâne, celle des maxillaires et celle du
menton.

L'observateur trouve donc dans la stature
du corps et dans la stature de la tête d'in-
téressantes indications. Si c'est un enfant
qu'il observe, il cherchera si le type natal
de cet enfant est en progression vers la vie
adulte ou en régression vers une des phases
de la vie embryonnaire. Si c'est un adolescent,
quelle devrait être sa taille normale d'après
sa physionomie, car on peut faire croître le
corps, en harmoniser les formes, en activer
l'ossification ou bien la retarder si elle est
prématurée. Si c'est un adulte et que la synostose du crâne ne soit pas achevée l'observateur s'ingéniera à favoriser le jeu des facultés, leur accroissement et leur répartition
harmonique. Enfin quand il observera une
personne plus âgée, il essaiera de prévenir
les régressions cartilagineuses ou les métamorphoses fibreuses du squelette afin de
conserver au type physique et au type intellectuel la plus grande vigueur.

L'étude du corps osseux est assez facile en
raison de l'homologie des parties qui le com-

posent, les membres inférieurs et supérieurs étant construits sur le même plan général (¹).

Les os du crâne et de la face sont les seuls qui n'aient pas d'homologues. Ce sont ceux-là qui donnent le plus de signes à relever à l'observateur. La boîte du crâne contient en effet les cinq cerveaux, et les pièces de la face constituent l'assise statique de la physionomie.

« Ce n'est que par le visage que l'on est *soi*, dit Joubert, le corps montre le sexe plus que la personne, l'espèce plus que l'individu ».

Aussi est-ce surtout dans les formes du crâne et dans la charpente de la face que l'observateur trouve les indications qui sont nécessaires au jugement qu'il fait de l'être moral quand il étudie ses capacités et ses facultés.

J'entends par *capacités* les aptitudes naturelles d'un être à recevoir les impressions en

---

(1) Homologie des membres et des os.

Ceinture scapulaire	correspond à	Ceinture pelvienne
Epaule	—	Hanche
Coude	—	Genou
Poignet	—	Cheville
Bras : Humérus	—	Fémur : Cuisse
Avant-bras { Cubitus	—	Péroné } Jambe
{ Radius	—	Tibia }
Main { Carpe	—	Tarse }
{ Métacarpe	—	Métatarse } Pied
{ Phalanges	—	Phalanges }

raison du développement de telle ou telle partie de son encéphale. J'appelle *facultés* les possibilités d'action, les puissances physiques ou mentales qui rendent un être capable de manifester son énergie d'une manière particulière quelles que soient les circonstances. Les capacités tiennent donc au tempérament natif et les facultés au tempérament psychologique. L'homme doit développer ses facultés et par l'éducation il en peut acquérir de nouvelles, mais il lui faut tenir compte de ses capacités naturelles.

La capacité des diverses parties du crâne indique quelle direction on peut donner au jeu mental ou physique des facultés.

Le développement de l'os frontal et des sinus frontaux indique une possibilité de développement des cerveaux supérieurs ; au contraire la prédominance de l'occipital en donnant de l'expansion au cervelet favorise le jeu des instincts et des qualités musculaires. L'accroissement des pariétaux qui forment les parties latérales du crâne indique une prépondérance de l'imagination et des facultés d'examen.

Les os temporaux limitent les côtés et le bas de la boîte crânienne ; ils sont percés extérieurement pour laisser passage au conduit de l'oreille et leur face interne présente

un renflement plus ou moins accusé le *rocher* ;
de plus ils envoient en avant un long prolongement qui s'attache à l'os des pommettes et
qui est très saillant dans les types maigres.

Si le trou auriculaire est percé très bas
dans les temporaux, c'est un signe de la
prédominance des instincts physiques, s'il est
percé haut c'est un signe de la prédominance des instincts intellectuels. De même
le rocher développé peut indiquer un auditif, mais un auditif instinctif.

C'est surtout le front qui révèle à l'observateur les facultés intellectuelles de l'individu.
L'avancement des arcades sourcilières indique des facultés de perception rapide et instinctive de toutes les impressions ; le développement de la zône moyenne, des facultés
de réflexion et de logique ; le développement
de la partie qui touche à la suture coronale,
des facultés de création et de construction.
Quant au creusement des tempes, il indique
des facultés intuitives.

L'élévation de la voûte crânienne en dôme
accuse dans un individu des capacités mystiques et une tendance à la vénération.

Il convient d'ailleurs d'observer largement et
sans trop entrer dans le détail l'aspect général et celui de chacune des parties, que l'observation porte sur le squelette, le crâne ou

la face. D'ailleurs l'observation de la face ne
s'applique pas seulement à la disposition
osseuse. Quand le type osseux est très accusé
comme dans les types busqués et les types
prognathes, c'est assurément sur le dessin
même de la charpente que doit porter d'abord
l'observation, mais si le type n'est pas absolument fixe c'est le jeu des muscles et le
modelage des tissus qui permettent à l'observateur d'établir le caractère d'une physionomie et de pressentir un tempérament physique et moral.

CHAPITRE VI

CORPS MÉCANIQUE OU MUSCULAIRE

Les pièces du squelette ne peuvent pas se déplacer par elles-mêmes, mais la chair musculaire qui les recouvre a la propriété de se contracter sous l'influence des nerfs : les muscles sont donc les agents essentiels du mouvement, ce sont eux qui entraînent les os sur lesquels ils sont fixés ; ils forment ainsi le corps mécanique des vertébrés.

Le système musculaire, comme tous les systèmes vitaux, comprend deux sortes d'agents : des agents de la vie végétative et des agents de la vie volontaire. Les agents mécaniques de la vie végétative sont les muscles jaunes ou muscles lisses dont les contractions très lentes et qui échappent à l'action de la volonté se réalisent méthodiquement et sans arrêt pour mouvoir les viscères. Les agents de la vie volontaire sont les muscles rouges ou striés qui président à la locomotion et subissent les impulsions de la sensibilité.

Les fibres musculaires ne s'insèrent pas directement sur les os. En effet les extrémités des muscles longs se terminent par des cordons blancs et nacrés appelés *tendons* qui pénètrent dans le périoste et se continuent dans la substance osseuse par des fibres spéciales. De même les muscles plats se fixent aux tissus par des lames élastiques nommées *aponévroses*. Chaque muscle a deux points d'insertion dont l'un fixe et l'autre mobile ; en outre les muscles sont contracteurs ou extenseurs.

Sous l'action de la volonté, élaborée dans le cerveau et conduite par les nerfs jusqu'au muscle, celui-ci se met en mouvement en prenant son point d'appui sur l'os qui reste fixe, son autre extrémité déplace l'os mobile dans lequel elle est insérée : c'est ainsi que se produisent les gestes. Quand l'excitation prend fin, le muscle revient à sa position primitive et, en outre, les muscles antagonistes entrent en action pour replacer les pièces osseuses ; c'est ainsi que les formes se conservent grâce au jeu des articulations.

Les muscles de la face sont insérés d'un côté dans les os et de l'autre dans la chair :

cela permet les mouvements d'expression de la physionomie.

Les muscles striés ont trois propriétés physiologiques; la contractibilité, l'élasticité et le pouvoir électro-moteur.

La contractibilité, c'est-à-dire la propriété de se raccourcir sous l'influence d'un choc ou d'un pincement, ainsi que sous l'influence des actions physiques, chimiques ou électriques, est une qualité spéciale à la matière musculaire. Les nerfs ne la possèdent point, ils ne font que conduire les excitations motrices depuis les centres d'impression jusqu'aux muscles.

Les muscles ont en outre la propriété de revenir à leur forme et à leurs dimensions habituelles lorsque la force qui les a contractés cesse d'agir. Cette élasticité se maintient sans cesse pendant la vie, elle ne cesse que par la tétanisation, la paralysie ou la mort.

D'autre part, nous ignorons la nature de cette forme particulière de l'énergie que les fibres nerveuses transmettent aux muscles et que l'on appelle *volonté*. Cependant certains rayons sont engendrés dans l'organisme humain par les nerfs et la substance musculaire et leur production est d'autant plus abondante que le fonctionnement des muscles est plus actif. Il en résulte une sorte de magnétisme vital qui flue à travers la chair, le derme et l'épiderme et qui gonfle ou dessèche les membres et les traits. L'émission plus ou moins fréquente de cette sorte de transsudation musculaire et nerveuse est une des causes du changement de la physionomie. Les muscles par leurs mouvements modifient donc le type ; au repos, ils ont la propriété d'engendrer de petits courants électriques qui sont dûs aux actions chimiques dont ils sont le siège. L'électricité vitale modèle ainsi le type par le jeu des muscles sous l'action des systèmes nerveux.

Les contorsions volontaires ou inconscientes des êtres grimaciers sont dues à des mouvements intempérants des muscles qui échappent, au moins momentanément, à la direction des centres nerveux supérieurs. L'ataxie locomotrice, d'autre part, change la démarche en accentuant les réflexes mécaniques. Enfin la paralysie partielle des muscles de la face en modifiant la physionomie fait apparaître un type que l'on ne soupçonnait point. La mort aussi révèle souvent un type très différent de celui que l'individu avait au cours de la vie. Les traits se crispent ou se détendent, gardant l'empreinte des derniers mouvements musculaires.

Dans le sommeil le type se modifie plus ou moins; la physionomie prend en effet des expressions concordantes aux rêves, c'est ainsi que l'on découvre parfois chez les enfants des ressemblances ataviques et héréditaires que, dans la veille, on ne leur reconnaissait pas.

Du jeu musculaires procède la démarche.

« La démarche, dit Balzac, est la physionomie du corps ». En effet la démarche dépend non seulement des mouvements musculaires qui déplacent les os, mais encore du poids proportionnel des viscères et de la position du centre de gravité.

Le corps humain a, comme tout autre corps, un centre de gravité et ce centre est situé différemment suivant la stature et suivant le type. De plus il se déplace lorsque l'homme remue quelqu'un de ses membres, de sorte que la démarche n'est en réalité que l'ensemble des attitudes que l'homme prend successivement pour garder son équilibre.

Quand l'homme se tient debout et droit, on peut considérer les plantes de ses pieds comme les points d'application de forces parallèles agissant de bas en haut, qui représentent la force de résistance du terrain sur lequel l'homme est placé. Toutes ces forces ont une résultante unique en un certain point, qui est précisément le centre de gravité.

L'équilibre du corps est ce qu'on appelle l'*attitude*. L'attitude, suivant les types, est plus ou moins gracieuse. Si le centre de gravité du corps est placé trop haut, comme il arrive lorsque les jambes sont trop longues par rapport au buste, l'attitude est inélégante parce que l'individu doit prendre des points d'appui lointains pour garder son équilibre.

L'homme tombe infailliblement s'il ne maintient son centre de gravité en concordance avec la résultante des forces d'attraction; lorsqu'il se déplace, il lui faut donc rejeter quelqu'un de ses membres du côté opposé à celui vers lequel commence la chute. Cette nécessité entraîne des mouvements musculaires qui déplacent les os et constituent la démarche ou mise en mouvement du corps.

Suivant la stature le type du squelette et celui du corps musculaire, le principe locomotif se trouve dans les épaules, dans le thorax ou dans les hanches. Il existe en outre une grande différence entre les mouvements que le corps exécute suivant que la démarche est commandée par un objet mobile ou par un objet immobile. Si l'objet est immobile, le regard se dirige vers lui puis tout le corps s'avance dans la direction du regard. Si l'objet est mobile, l'œil le suit et le corps s'inclinant, se déplaçant, suit tous les mouvements des yeux. Or ce mode de propagation du mouvement aurait pour conséquence de détruire l'équilibre et l'on tomberait inévitablement, si une jambe ne prévenait la chute en se portant tout à coup en avant. En outre l'homme rejette instinctivement le corps du côté du pied qui est posé à terre. Voilà pourquoi lorsque les hommes marchent ils se jettent alternativement, sans s'en apercevoir, tantôt vers la droite, tantôt vers la gauche suivant que le pied gauche ou le pied droit se lève. Ce léger mouvement d'oscillation s'accentue chez les gens qui ont une démarche un peu semblable à celle de l'ours parce que leur buste est sensiblement trop élevé par rapport à leurs courtes jambes; leur centre de gravité est placé très bas et leur principe locomotif se trouve dans les hanches.

Deux personnes qui marchent, en se donnant le bras sans se mettre au pas, se heurtent constamment parce que le centre de gravité de l'une tend à tomber vers la gauche quand le centre de gravité de l'autre tend à tomber vers la droite.

L'opposition du mouvement des bras au

mouvement des pieds est indispensable pour
conserver le centre de gravité dans la même
verticale quand l'homme marche rapidement.
Le bras se porte alors vers le côté du pied qui
est levé pour ramener le centre de gravité
dans la direction de la marche.

Les statues de Mercure donnent une idée de
ce mouvement. Le Mercure court sur la pointe
du pied comme le font les digitigrades, c'est
une démarche vive et légère dont le principe
est dans les épaules et qui s'oppose à celle du
massif plantigrade dont le principe est dans
les hanches.

Quand on porte en avant un poids plus ou
moins lourd on rejette en arrière le milieu du
corps. Les gens obèses se tiennent naturellement ainsi et leur démarche se ressent
de cette position ; leur principe locomoteur
étant dans le thorax ils font des gestes
symétriques des bras pour garder l'équilibre.

Au repos l'individu prend toujours l'attitude qui est la plus concordante avec sa conformation et qui lui est la plus commode. Il
tend à se pencher du côté le plus faible ou le
plus lourd de son corps. Souvent il incline
la tête pour faire contre poids à des lourdeurs
physiques dont il ne se rend pas toujours
compte.

S'il est assis, il prend sans y penser, l'attitude qui lui est la plus reposante. Les uns se renversent en arrière, d'autres s'inclinent en avant en cherchant à poser leur joue ou leur menton sur leur main. Ceux-ci croisent les jambes; ceux-là les écartent. Tous ces gestes n'échappent point à l'observateur ; ils lui révèlent des atrophies ou des hypertrophies viscérales, des faiblesses de la moëlle, des désordres nerveux et même des habitudes cérébrales de sensibilité ou de travail que d'autres signes ne lui auraient pas fait soupçonner.

C'est ainsi que les individus dont la rate est habituellement lourde se penchent à gauche, ceux dont le foie est gonflé s'inclinent à droite ; ceux qui ont l'estomac dilaté se cambrent; ceux qui ont un rein plus développé que l'autre se rejettent un peu en arrière en s'appuyant du côté où se trouve le rein le plus lourd ; ceux qui ont les poumons faibles ou la colonne vertébrale frêle se voûtent comme s'ils étaient chargés d'un fardeau.

Il est très important pour le typologue d'apprendre à discerner, dans les attitudes et les démarches, celles qui sont nécessaires à l'équilibre et celles qui sont affectées, apprises et voulues et qui dès lors ne révèlent que de la coquetterie, de la ruse, de l'arrogance ou bien l'absence de toute personnalité.

Le mouvement d'attention étant incompatible avec la station verticale, il est tout naturel que l'individu porte les mains en avant et s'appuie sur tout ce qu'il trouve à sa portée; s'il n'a devant lui aucun objet dont il puisse se faire un point d'appui, il pose ses mains sur ses genoux; plus l'homme est attentif, plus il accentue le geste d'attention.

Quand nulle convention mondaine ou sociale n'intervient pour fausser l'attitude ou la démarche le corps entier se dirige vers l'objet qui excite l'attention. Il s'y tend pour obéir au sens spécial qui lui révèle la présence de cet objet. L'observateur peut ainsi discerner les auditifs des visuels. Les *auditifs* se penchent du côté où ils écoutent, ils tendent ou prêtent l'oreille, quelle que soit la chose qui les frappe ; les *visuels* se penchent en avant et appuient volontiers leurs mains ouvertes ou croisées sur leurs genoux, même s'ils écoutent; les autres sensoriels ont une trépidation des lèvres, des narines ou des doigts en cas d'attention soutenue. C'est que les nerfs qui enregistrent les sensations transmettent, aux muscles agents du mouvement, les ordres destinés à les contracter et à provoquer leurs gestes. L'attention ne se soutient pas sans effort et, par là même, elle fait réaliser une attitude, c'est-à-dire un arrêt de mouvement. Cet effort et cet arrêt suspendent pour un moment l'activité de la respiration, de là le besoin urgent de respirer et de bailler après une attention un peu longue ; de là aussi les impatiences musculaires connues sous le nom d'*inquiétudes* et qui tiennent à des réflexes involontaires.

Les principaux modes de locomotion sont, pour l'homme, la marche, le saut et la course.

La marche peut-être considérée comme une suite de chutes en avant interrompues successivement par chaque jambe ; elle comporte certaines contractions musculaires qui caractérisent la démarche des *marcheurs*.

Le saut est, en quelque sorte, une marche des deux pieds à la fois, c'est la démarche caractéristique des passereaux quand ils sont à terre. Chez les êtres humains, de semblables démarches *sautillantes* tiennent à une certaine rigidité des muscles.

La course est comme une série de plongeons arrêtés successivement par une des jambes qui se lance en avant pour prévenir la chute ; on peut remarquer aisément des gens qui courent, et des gens qui glissent, ce sont là autant de démarches caractéristiques qui tiennent au jeu plus ou moins souple ou mécanique des muscles.

CHAPITRE VII

CORPS CIRCULATOIRE ET CORPS GLANDULAIRE

Un système hydrodynamique très-complet, tel est l'appareil circulatoire. C'est, pour l'être humain, un corps physique dont les diverses parties concourent à l'irrigation de l'organisme par le sang et à la répartition, dans les cellules, de l'oxygène qui leur est indispensable.

Le sang, se répandant en tout l'organisme par des canaux et des capillaires, dépose dans les tissus ses éléments ravitaillants. Il entraîne en même temps dans sa course tous les matériaux usés pour les transporter dans les organes où ils se brûlent ou se transforment, soit pour être assimilés, soit pour être rejetés au dehors.

Le sang provient des combinaisons chimiques des éléments nutritifs du bol alimentaire et de la métamorphose physique qui, sous l'influence de l'air atmosphérique, s'opère dans les poumons.

Les vaisseaux lymphatiques et les capillaires qui les engendrent sont sous la dépendance des organes de la nutrition et fournissent à l'économie les éléments même du sang.

Les capillaires veineux et les veines drainent ou aspirent à la fois tous les éléments de désassimilation et les produits lymphatiques destinés à s'oxygéner dans les poumons ou à se distiller dans les différents viscères.

Les artères et leurs capillaires distribuent le sang par tout le corps.

L'organe propulseur du sang est essentiellement musculaire et cependant les fibres striées dont il est composé ne sont pas sous la dépendance du système nerveux conscient ; les contractions du cœur obéissent à des réflexes qui sont sous la dépendance du bulbe rachidien. En conséquence des troubles de circulation sont fréquents chez les neurasthéniques et chez les gens de tempérament nerveux ou rachitique. Le développement exagéré du cervelet peut, en amenant une compression du bulbe, déterminer également des phénomènes cardiaques chez les êtres de tempérament musculaire.

Le cœur a la forme d'un cône incliné ; sa pointe, faite du ventricule gauche, repose sur le diaphragme. Partagé en quatre cavités inégales, le cœur joue le rôle d'une double pompe aspirante et foulante, la pompe gauche servant au sang artériel et la pompe droite au sang veineux ; l'amorçage des deux pompes dépend de l'action des réflexes commandés par le bulbe. Simultanément l'oreillette gauche s'emplit de sang artériel et l'oreillette droite de sang veineux ; les deux oreillettes une fois pleines se contractent en même temps et, par un orifice garni de valvules (¹) chaque oreillette chasse son contenu dans le ventricule qui lui correspond du même côté ; les ventricules étant remplis se contractent à leur tour tous les deux à la fois ; le droit chasse le sang veineux dans l'artère pulmonaire et le gauche le sang artériel dans l'aorte.

Les veines s'ouvrent toujours dans les oreillettes et les ventricules déversent toujours leur sang dans des artères, c'est pourquoi les veines pulmonaires apportent le sang artériel dans l'oreillette gauche, tandis que les artères pulmonaires conduisent le sang veineux aux poumons.

Le sang n'a qu'une voie de départ pour aller du cœur vers les organes, c'est l'aorte

---

(1) Valvules : lames élastiques qui, dans les vaisseaux du corps humain, dirigent les liquides dans un sens et les empêchent de refluer.

qui donne naissance en se ramifiant à tout
le réseau des artères, des artérioles et des
vaisseaux capillaires artériels ; mais le sang
a deux voies de retour des organes vers le
cœur : c'est le réseau des capillaires veineux
et des veines d'une part, et c'est d'autre part le
réseau des capillaires et vaisseaux lymphatiques. Cependant les vaisseaux lymphatiques,
qui sont répandus dans tout le corps comme
les veines et les artères, ne se rendent pas
directement au cœur ; ils débouchent dans
la veine lymphatique et dans le canal
thoracique qui se déversent dans les grandes
veines par lesquelles le sang est ramené au
cœur.

Les veines de l'abdomen, des reins, de
l'estomac, du pancréas, de la rate et de
l'intestin ne dirigent pas non plus directement
leur sang vers les veines caves et vers le
cœur, mais elles le jettent dans la veine porte
qui le déverse dans les capillaires du foie où
il s'éparpille et se filtre avant de rentrer,
par la veine hépatique, dans la grande
circulation.

Chez les dyspeptiques et les hypocondriaques cette circulation abdominale peut être
ralentie de telle sorte que la circulation
générale se trouve pertubée ; mais, dans ce
cas, les signes du tempérament spleenétique

ou du tempérament hépatique avertissent l'observateur que la cause des désordres circulatoires n'est point au cœur.

La constante physiologique d'un être humain se maintient en effet en dépit des phénomènes réflexes qui mêlent leurs signes à ceux du tempérament. Suivant que l'individu qu'il observe est lymphatique, artériel ou veineux, c'est dans la constitution même de l'un ou de l'autre des systèmes irrigateurs de l'organisme que l'observateur découvre l'origine réelle du trouble circulatoire.

L'élasticité des parois artérielles par exemple est indispensable à l'harmonie des mouvements du sang et à la régularité de la pression sanguine. Si, par suite de l'inharmonie des réflexes nerveux commandés par le bulbe rachidien, le cœur impulse trop violemment le sang artériel et que l'aorte ou quelque autre artère arrive à perdre sur un point son élasticité, la distension des parois artérielles produit un anévrisme. La circulation dès lors se trouve entravée ; de même dans l'artério-sclérose quand l'artère s'indure ou s'encombre de calcaire.

Les veines comme les vaisseaux lymphatiques sont pourvues de valvules, sortes d'écluses destinées à empêcher le sang de retourner en arrière.

Le système veineux diffère en outre du système artériel en ce que les artères partent du cœur gauche et se dirigent vers les organes en s'éparpillant en artérioles et en capillaires artériels, tandis qu'au contraire les capillaires veineux se réunissent pour former les veines qui partent des organes et se dirigent vers le cœur droit.

Ce n'est donc pas le même côté du cœur qui gouverne la circulation chez les artériels et chez les veineux. Quant aux lymphatiques leur circulation dépend surtout des divers mouvements des organes lymphoïdes.

Pour comprendre la nature de ces mouvements, examinons comment se fait la répartition de la nourriture et comment les différentes glandes viscérales opèrent leurs distillations.

La première opération de la nutrition a lieu dans la région céphalique : c'est la mastication. Les aliments, broyés par les dents, sont en même temps imprégnés de salive. La salive est une humeur aqueuse, alcaline, un peu visqueuse, dont la sécrétion par les *glandes salivaires* est sous la dépendance des nerfs vasculaires de la corde du tympan.

La composition de la salive est telle que si les aliments n'en sont pas suffisamment imprégnés, toute la distillation qui doit suivre est compromise ; en effet un ferment spécial de la salive transforme les substances amylacées en glucose. L'opération chimique commence donc avant même la déglutition.

En arrivant dans l'estomac, les aliments s'imprègnent de suc gastrique et sont transformés en *chyme*. Le chyme est une sorte de bouillie acide dans laquelle les amylacés continuent de se transformer en sucre et les albuminoïdes en peptones. Puis, dans l'intestin, sous l'influence de la bile et du suc pancréatique, liquide alcalin, clair et visqueux comme la salive, le chyme se transforme en *chyle*. Le chyle est une sorte d'émulsion laiteuse qui contient des leucocytes ou globules blancs du sang et des gouttelettes graisseuses. Cette émulsion passe dans les vaisseaux chylifères qui naissent du péritoine et de la membrane intestinale pour jouer un rôle actif autour de l'intestin grêle et déverser le chyle dans cette espèce de confluent de tous les vaisseaux lymphatiques inférieurs que les physiologistes ont nommée la citerne de Pecquet. Le chyle alors devient *lymphe* s'étant transformé, grâce aux sucs émis par les parois des vaisseaux chylifères, en un liquide transparent, fluide, d'une teinte jaune pâle et d'une

saveur salée. La circulation de la lymphe
s'opère sous l'influence de la pression
sanguine et de la contraction des fibres
musculaires.

Le système lymphatique est, comme le
système artériel et le système veineux, un
système de circulation générale. Ce système
se compose de ganglions, de sinus, de
vaisseaux et d'organes qui concourent à la
vie des globules blancs. Ces globules sont
les éléments essentiels de la lymphe et du
sang.

Les organes lymphoïdes sont : la rate,
les amygdales, l'intestin et les glandes lymphatiques. Les vaisseaux de ce système
prennent naissance dans l'épaisseur des
organes et suivent les veines ; la lymphe se
concrète dans les ganglions avant de passer
dans le système veineux où elle devient sang.

La nature de la lymphe varie suivant le
régime alimentaire et l'action des glandes
salivaires, de l'estomac, du pancréas, de
l'intestin, de la rate et des autres glandes
lymphoïdes, elle est donc très différente selon
le tempérament de l'individu.

La lymphe, sous l'action du carbone dans
les veines et de l'oxygène dans les poumons,
se transforme de telle sorte que les globules
blancs se changent en *hématies*. D'autres hé-

maties se forment dans la pulpe splénique et
dans la moëlle rouge des os longs. Les hématies sont des cellules en voie de combustion
qui entretiennent la vie en se consumant.
La diminution du nombre des hématies
entraîne l'anémie. Alors les leucocytes enva-
hissent l'organisme ; ils se multiplient par
scission dans tous les ganglions lymphatiques
qui échappent à l'action des vaso-moteurs.
N'étant plus comprimés, les organes lymphoïdes se développent, les glandes se gonflent
et, dans la maladie qu'on nomme *leucémie* (¹),
la rate peut même atteindre un poids de deux
kilos ; elle se durcit, s'enflamme et son volume
gêne le jeu de tous les viscères: le foie hyper-
trophié n'a plus la vigueur de transformer
les éléments de désassimilation ; le sang
devient violacé, pauvre en fibrine tandis que
ses globules se gorgent de graisse. La
dégénérescence de l'organisme est telle que
les *leucémiques* arrivent à n'avoir plus qu'une
proportion de vingt et même de dix globules
rouges contre un globule blanc, alors que
la proportion normale est de 350 hématies
contre un leucocyte dans la circulation sanguine. Les leucémiques ont le teint pâle et

---

(1) Albuminurie.

blafard, leur respiration est pénible et ils éprouvent d'invincibles lassitudes.

Le foie est l'organe épurateur du sang, c'est également un organe de protection contre certains empoisonnements et un organe de réserve nutritive qui emmagasine le sucre nécessaire au ravitaillement de l'organisme.

En sécrétant la bile le foie transforme les vieux globules rouges du sang, les cellules nerveuses épuisées et ses propres déchets hépatiques en un liquide jaune d'or qui contient de l'eau, des sels, des alcools et des acides organiques. La bile neutralise l'acidité des aliments à leur sortie de l'estomac et facilite l'absorption des graisses par la muqueuse intestinale, enfin elle empêche la putréfaction des aliments et active leur dernière distillation qui se fait dans l'intestin. Cette dernière distillation produit des déchets qui sont rejetés et une essence qui, par osmose, va ravitailler les cellules nerveuses ; une autre portion de la bile repasse dans le sang et fournit à l'organisme les éléments indispensables au développement des cheveux et des poils.

Le foie élabore en outre et conserve la provision de sucre qui entretient la chaleur vitale nécessaire au travail des muscles.

Le foie reçoit beaucoup de sang par l'ar-

8

tère hépathique et par la veine porte. Il
rejette le sang épuré par les veines sus hépa-
thiques qui se jettent dans la veine cave
inférieure pour prendre leur voie vers le
cœur droit.

Le foie a un rôle épurateur tellement important que le moindre arrêt dans son fonctionnement amène des troubles psychologiques
dont les signes sont universellement connus.
La misanthropie, l'hypocondrie, la mélancolie chronique sont des maladies morales dont
les indices se révèlent à l'observateur par le
teint bilieux ou blême, par l'allongement
des traits, l'amaigrissement du visage et
l'inharmonie des gestes. L'altération de cet
alambic vital compromet toutes les distillations de l'organisme.

Le peuple dit encore : « Vous avez bon
foie, Dieu vous sauve la rate. ! » La rate en
effet joue dans l'économie un rôle très important. Les nombreux petits corps blanchâ-
tres qu'elle renferme sont regardés comme
des lieux de production des leucocytes et les
éléments rouges de la pulpe splénique sont
des hématies en formation. Il semble donc
que la rate soit en quelque sorte le lieu d'évolution de la matière du sang. Aussi le mauvais fonctionnement de la rate a-t-il une répercussion sur la psychologie de l'individu dont

il trouble le rythme vital. Il en résulte le spleen, maladie physique et mentale qui rend le caractère fantasque et qui fait passer brusquement l'humeur d'une gaieté exagérée à la plus noire mélancolie. C'est que le resserrement ou la dilatation de la rate change la composition même du sang ; quand le nombre des hématies augmente le cerveau et l'organisme étant ravitaillés par un sang riche sont dans un état de bien-être qui provoque la joie. Au contraire les leucocytes sont-ils trop nombreux, l'apport d'un sang pauvre au cerveau détermine une tristesse organique et mentale.

La rate n'est pas d'ailleurs un organe essentiel et son ablation n'entraîne pas, au moins momentanément, de désordres graves parce qu'alors les ganglions lymphatiques augmentent de volume et suppléent à l'action de l'organe absent, de même que les glandes sudoripares suppléent aux reins quand leur fonctionnement normal est entravé.

La chimie du corps glandulaire exerce une influence considérable sur le corps circulatoire, sur le corps osseux et sur le corps nerveux.

C'est sur le jeu des glandes que portent les métamorphoses vitales aux différentes époques de l'existence : pendant la période

natale la transformation affecte les glandes
salivaires (¹) ; dans l'enfance les glandes
du cou et des aisselles ; dans l'adolescence
les glandes génitales et les glandes mamm-
maires ; à la nubilité, les ganglions nerveux
et lymphatiques ; à l'âge adulte tout le
système glandulaire; avec la vieillesse, c'est
la diminution des sécrétions ravitaillantes et
l'augmentation des rejets de désassimilation.

Le développement des glandes coïncide
avec celui des cartilages et des os, de sorte
que le mauvais fonctionnement du système
glandulaire, dans l'enfance ou l'adolescence,
entraîne des déformations du squelette.

Certaines glandes vasculaires closes ont
une influence considérable sur la croissance
physique et sur le développement psychologique. C'est ainsi que la glande thyroïde,
située au-dessous du cartilage que l'on
appelle la *pomme d'Adam*, et dont le gonflement produit le goître, est un organe essentiel
dont la congestion, l'atrophie ou l'ablation
amène des perturbations considérables, non
seulement dans l'économie vitale, mais dans
le jeu des facultés intellectuelles. Il y a toujours une relation entre l'atrophie ou l'hypertrophie de la glande thyroïde et le crétinisme.

(1) A cause de la dentition.

Chez les enfants, un développement anormal du corps thyroïde arrête la croissance, la face devient bouffie et prend un aspect hébété, les facultés cérébrales diminuent; si l'on ne réussit point à conjurer les accidents thyroïdiens l'individu, enfant ou adulte, arrive à l'imbécilité.

Les animaux meurent toujours de l'ablation de la glande thyroïde ; ils sont pris de tremblements nerveux et de convulsions auxquelles ils succombent.

La glande pituitaire a la même importance; son atrophie ou sa congestion a des conséquences du même genre que l'atrophie ou la congestion du corps thyroïde. L'une et l'autre sont, du reste, des bourgeonnements du pharynx destinés, croit-on, à sécréter une substance particulière qui neutralise les poisons formés dans l'organisme.

La présence des toxines provenant de la distillation défectueuse des essences assimilables ou de la surdistillation des substances récrémentielles se révèle à l'observateur par les pâleurs ou les colorations anormales du teint et les phosphorescences de l'œil. Ce sont des signes un peu semblables à ceux qui permettent de distinguer le morphinomane, l'éthéromane, l'alcoolique, le fumeur d'opium. Chaque agent toxique a son signe

et quiconque connaît ces signes ne se trompe
point dans l'appréciation qu'il fait des ivresses
artificielles et des ivresses organiques.

Les liens de la vie physique et de la
vie psychologique sont si réels et si étroits
qu'il suffit d'un pincement de la capsule
surrénale pour déterminer des crises d'épi-
lepsie ; de même il suffit de froisser certaines
parties du bulbe rachidien pour provoquer
le diabète ou l'albuminurie. Ces expériences
ont été faites sur des animaux. Certains
mouvements et certains agents dont on ne
soupçonne pas toujours l'action brutale ou
nocive déterminent trop souvent chez les
être humains les mêmes crises et les mêmes
maladies.

Le système glandulaire représente pour
l'être humain une sorte de corps chimique-
ment organisé pour répartir non-seulement
les distillations vitales, mais pour assurer les
plus subtiles fonctions de la sensibilité.

Le jeu même normal des glandes détermine
dans l'organisme des ivresses cellulaires qui
précipitent l'activité vitale. La suppression ou
le ralentissement des sécrétions glandulaires
amène des phénomènes hystériques ; si les
glandes se flétrissent et se recroquevillent,
toute la vie psychologique se trouve perturbée. La vie psychologique, en effet, dépend

autant du système glandulaire que du système nerveux.

Les glandes à sécrétions intérieures : thyroïde, thymus, glandes salivaires, glandes génitales, glandes mammaires fabriquent aux dépens du sang des éléments qui n'existent pas dans le sang et qui sont nécessaires au jeu chimique de la vie ; les glandes éliminatoires transforment et rejettent au dehors certains éléments de désassimilation draînés par le sang dans les organes, c'est le rôle des glandes viscérales : reins, foie, rate, pancréas, etc.

Il y a certaines précautions à prendre pour harmoniser la fonction chimique des glandes avec le jeu du système musculaire et des systèmes nerveux. Les êtres de tempérament fort et musclé peuvent, sans inconvénient, faire des exercices de sport, mais pour ceux qui sont très lymphatiques ou trop nerveux ces exercices répétés sont dangereux, car les glandes trop délicates et trop actives en sont froissées et il en résulte des hypertrophies, des adénites, des tumeurs ou des suppressions des sécrétions glandulaires.

Lorsqu'un changement brusque ou persistant se produit dans l'humeur, le caractère et l'activité d'un être, enfant ou adulte, son harmonie viscérale est certainement compro-

mise et il est indispensable de rechercher très
exactement la cause organique du trouble
mental si l'on veut éviter les conséquences
souvent désastreuses de ces exaspérations ou
de ces faiblesses des systèmes vitaux.

L'altération du caractère n'est pas d'ordre
purement moral; chez les adolescents surtout
elle provient le plus souvent du mauvais
fonctionnement des glandes et des organes
lymphoïdes. Une certaine exubérance de vie,
les angoisses d'une métamorphose physiologique et morale amènent des troubles de la
sensibilité qui coïncident avec une modification des sécrétions glandulaires. Il semble
que l'intensité même de l'activité vitale con-
duise alors l'être à l'effroi de la vie ou au
besoin de tout dramatiser dans l'existence.

Des signes très apparents révèlent les tendances au spleen, aux fièvres et aux autres
troubles viscéraux; ces signes typologiques
devraient être connus de tous les éducateurs.
Ils s'inquièteraient alors à temps des allures
bizarres d'un élève qui devient soudain
paresseux, indiscipliné ou fantasque et les
parents eux-mêmes sauraient quelle discipline
convient à leur enfant.

Lorsque les formes, les dimensions et les
proportions des viscères deviennent anormales, qu'ils se dilatent ou s'atrophient, le désor-

dre organique apparaît et il se marque extérieurement par des signes que relève le
typologue. Si tous les organes augmentent
ou diminuent à la fois, les signes révèlent un
état de malaise général. Dès lors, si l'observateur veut pousser plus loin son investigation, il faut qu'il fasse s'il le peut par un
relevé plessimétrique la corrélation des
organes, afin de confirmer expérimentale-
ment les données de son observation (1).

_____

(1) Le plessimétrisme est une méthode d'observation qui
permet de mesurer exactement le volume des viscères et
d'établir le plan topographique de leurs positions respec-
tives.

Le foie, dans l'état normal, a de 12 à 14 centimètres
de haut en bas ; il dépasse la ligne médiane de 4 centimètres.

Le cœur a de 11 à 12 centimètres dans la ligne
horizontale.

La rate a de 5 centimètres à 5 centimètres et demi dans
le diamètre vertical. Le rein de 8 à 9 dans ses dimensions
verticales et 4 centimètres horizontalement. Le plus
important est de tenir compte des rapports généraux et de
ceux des viscères entre eux.

L'état pathologique modifie les formes naturelles pour
en substituer d'autres plus nombreuses et parfois bizarres.
Les formes pathologiques se rapportent cependant à la
circonscription anatomique. Il y a des lignes de niveau
pour les liquides se modifiant plus ou moins par le
changement de position du malade.

L'oreille et le toucher guident également dans la percussion, car il faut apprécier les matités, les sonorités et les
résistances au doigt dans un espace nettement circonscrit.

Pour apprécier ces différences avec exactitude on se sert
du plessimètre.

Le plessimètre est une petite plaque de bois, d'ivoire ou

8·

C'est ainsi que le Dr Favre, a pu grâce à la méthode organo-graphique qu'il tenait du Professeur Piorry, contrôler par l'expérience tous les signes dont j'ai, à mon tour et sous sa direction, reconnu l'importance.

La percussion du sonore au mat permet de délimiter exactement chaque organe. L'organo-graphisme nous donne ainsi une sorte de topographie de l'être viscéral ([1]).

---

de métal qui porte des divisions graduées. Pour percuter il faut prendre le plessimètre entre le pouce et le médius de la main gauche et l'appliquer en l'appuyant sur la partie du corps qu'on veut examiner. Puis, avec l'index et le médius de la main droite, il faut frapper doucement sur le milieu du plessimètre en partant d'un point sonore pour déterminer par la succession des points mats qu'on rencontre le contour de l'organe. Avec un crayon, il faut dessiner ce contour de manière à mesurer ensuite, dans tous les sens, à l'aide du plessimètre gradué, la dimension du viscère. On apprécie en même temps la nature et l'importance des accidents intra-organiques pui ont pu survenir.

Ce mode d'observation utilise donc à la fois les trois sens intellectuels : le toucher, l'ouïe et la vue. Ce sont les mêmes sens que le typologue emploie pour percevoir l'ensemble des signes du type. Le plessimétrisme détermine le plan statique du tempérament et permet d'en apprécier les variations.

(1) Le plan intérieur du corps et des viscères se relève donc topographiquement par un procédé semblable à celui que j'ai indiqué pour le plan géométral du visage et pour le plan extérieur du tronc, d'après les méthodes de Léonard de Vinci, d'Albert Dürer et de Jean Cousin. (Voir 2e partie, page 77 et suivantes). Le typologue doit établir à la fois la corrélation des organes et la corrélation des facultés. Il doit donc connaître parfaitement le plan du type extérieur

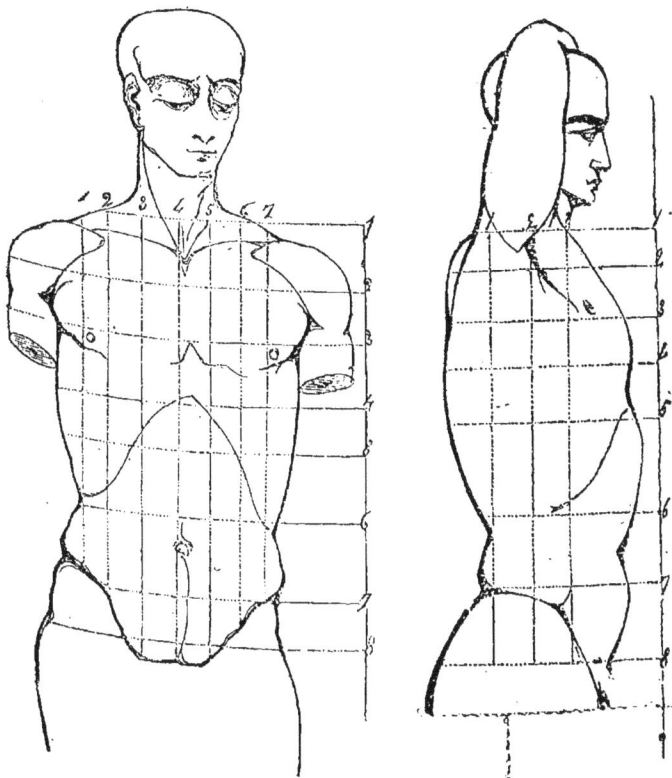

FIG. 1.

LIGNES VERTICALES

1 Du poumon au cœcum.
2 Du poumon à l'intestin.
3 Du poumon à la vessie.
4 De l'aorte à la vessie.
5 De la pointe du cœur à la vessie.
6 Du poumon à l'aine.
7 Du poumon à la rate.

CERCLES

1 Trachée — poumon.
2 Aorte — poumon.
3 Poumon — cœur.
4 Foie — cœur.
5 Cœur — rate.
6 Intestin — reins.
7 Cœcum — aine.
8 Vessie — rectum

PROFIL

1 Poumon — rate.
2 Aisselle — rate.
3 Rate — colon.

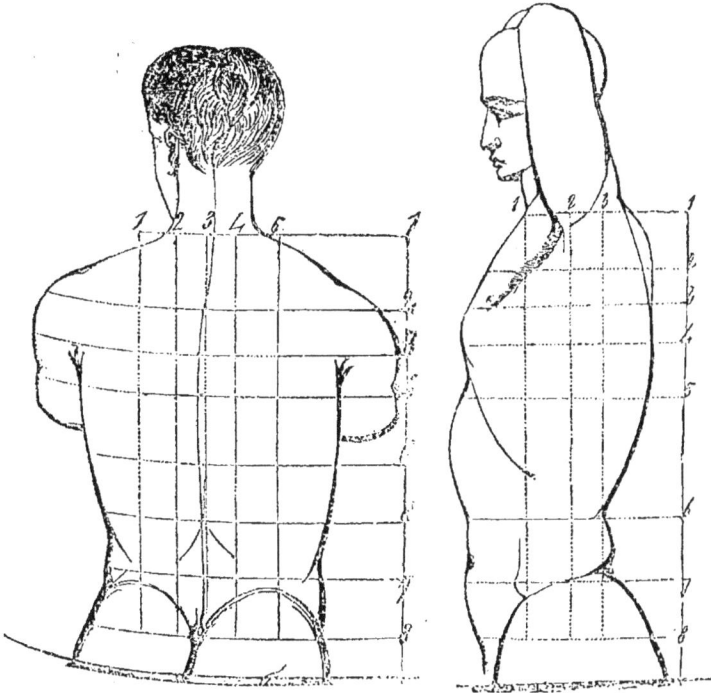

Fig. II.

DOS

Lignes verticales

1 Poumon — colon.
2 Aorte — rate.
3 Rachis — rectum.
4 Cœur — rein.
5 Foie — colon.

PROFIL

1 Poumon — foie.
2 Aisselle — foie.
3 Poumon — cœcum.

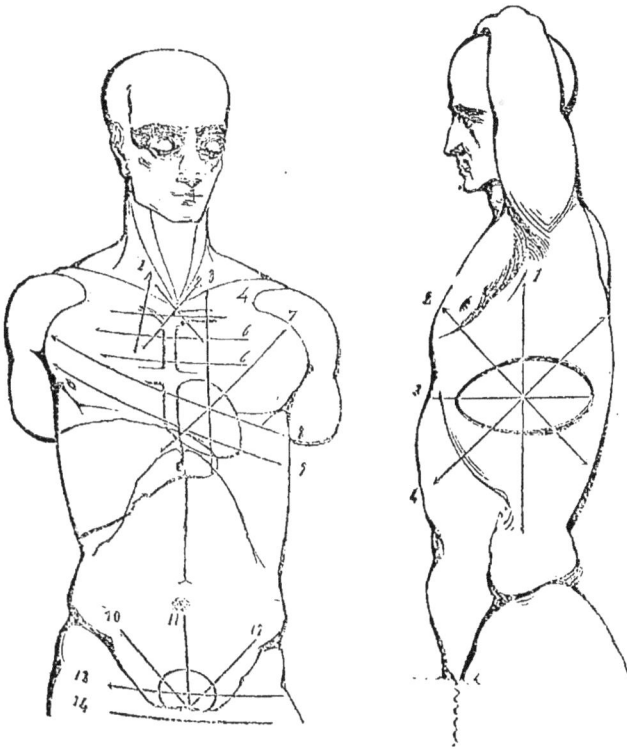

FIG. 111.

Les lignes indiquent les directions dans lesquelles il faut percuter en allant toujours du sonore au mat. Pour déterminer les contours d'un organe il faut trouver un point sonore d'où l'on part pour percuter jusqu'à ce qu'on rencontre la matité du viscère ou la matité d'un noyau de congestion.

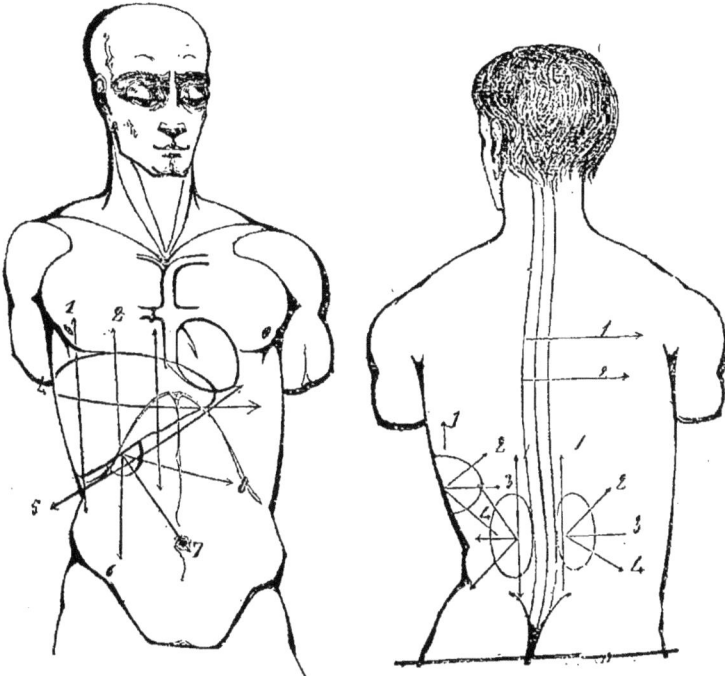

Fig. IV.

FACE

Directions à suivre pour trouver la matité du foie et du cœur et déterminer les contours de ces viscères.

DOS

Directions à suivre pour ausculter les poumons, les reins et la rate à l'arrière.

Le tronc, siège des principaux viscères, peut être, pour les recherches plessimétriques divisé en plusieurs bandes verticales et horizontales. En suivant ces grandes lignes directionnelles on rencontre les organes divers qu'elles recouvrent.

Les lignes verticales changent de nom suivant qu'elles sont tracées en avant, en arrière ou sur les côtés. Les lignes horizontales des cercles circonscrivent les différents segments du tronc et restent toujours les mêmes. Le nom des lignes est pris des deux organes extrêmes auxquels elles aboutissent.

Ce sont là les grands points de repère. Ces lignes, établies d'après l'anatomie la plus précise, obligent à percuter avec méthode au lieu de procéder au hasard. Pour l'organographisme il est nécessaire de considérer des lignes particulières pour chaque organe, souvent elles se commandent et le foie par exemple doit être délimité avant qu'on ne se livre à la recherche du cœur. Toutes les lignes et leur direction doivent être soigneusement

et le plan du type viscéral de chaque tempérament dans l'état de santé et d'harmonie, afin de pouvoir *ausculter du regard* et de pressentir, d'après l'aspect de la physionomie, les signes apparents, l'attitude ou les gestes, quelle est la cause d'un désordre et quelle hygiène physique ou mentale il peut et doit conseiller. Là se borne son rôle et s'il n'est pas médecin, la pathologie n'est pas de son ressort.

étudiées par quiconque désire s'initier aux res-
sources du plessimétrisme comme moyen de
contrôle des signes extérieurs de la Typologie (1).

---

(1) La percussion de limite est des plus importantes ;
elle est au plessimétrisme ce que l'esquisse est au dessin.

Les intensités sonores sont variables non seulement en
surface, mais en profondeur. Il y a des vibrations très
sonores données par la présence des gaz. La matité la plus

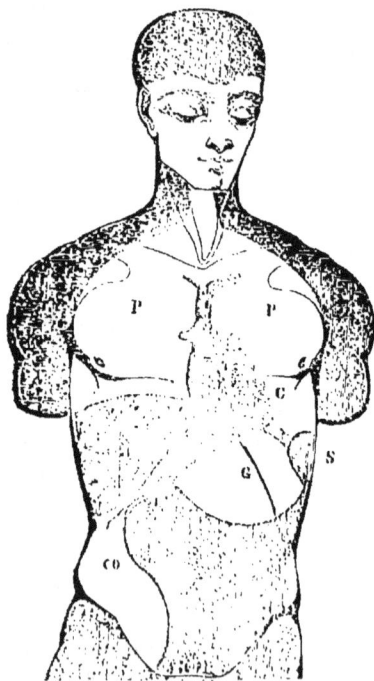

absolue est celle d'un liquide hermétiquement fermé
dans une poche. L'air et l'eau mêlés donnent un bruit
mixte. Les substances solides donnent une matité différente

de celle des éléments liquides. L'état normal présente une fixité relative des vibrations que les organes fournissent.

Dans la figure ci-contre les parties claires représentent les sonorités et les parties noires la matité variable à l'oreille, l'élasticité et la résistance aux doigts percuteurs. Les lettres indiquent les sons obtenus sur diverses parties du corps.

O Son osseux.

M Son musculaire.

P Son pneumonique.

C Son cardiaque.

H Son hépatique.

S Son splénique de la rate.

G Son gastrique, estomac dilaté.

E Son entérique des intestins.

CO Son du colon.

HD Son hydrique ou de liquide.

CHAPITRE VIII

LE CORPS DYNAMIQUE

Le système nerveux constitue un corps intérieur qui a ses organes, ses ganglions, ses canaux et ses tissus. Il a un jeu mécanique et un jeu magnétique et il se nourrit à la fois des essences qui proviennent des distillations de la chimie vitale et des idées abstraites ou concrètes qu'absorbe le cerveau.

L'encéphale et la moëlle poussent, à leur droite et à leur gauche, quarante-trois prolongements en forme de petites cordelettes nacrées qui sont autant de nerfs allant se ramifier chacun dans une partie du corps, de telle sorte que le moindre organe, le moindre muscle se trouvent en communication avec la moëlle ou l'encéphale.

Le corps nerveux se compose de deux systèmes : le système cérébro-spinal qui préside à la vie supérieure de relation, aux sens et à la volonté et le système ganglionnaire du grand sympathique et des vaso-moteurs qui règle la vie végétative et les mouvements des viscères.

Les échanges vitaux s'opèrent et se complètent sans se confondre. Si son harmonie nerveuse cesse, par suite de la prépondérance exagérée du système cérébral ou par l'insubordination des vaso-moteurs, la santé d'un homme est compromise.

Le système ganglionnaire du grand sympathique se compose essentiellement de deux grands nerfs qui s'étendent tout le long de la colonne vertébrale. Chacun d'eux en se renflant sur son parcours forme des *ganglions* d'où se détachent, pour se rendre aux différents viscères, les ramifications du système. A certains endroits ces ramifications en s'enchevêtrant forment des *plexus*. Les nerfs du sympathique ne conduisent que des mouvements réflexes. Les sensations des organes qu'ils innervent ne sont donc ni aussi nettes ni aussi localisées que les sensations déterminées par les nerfs crâniens et les rachidiens, aussi a-t-on donné le nom de *nerfs vagues* aux nerfs du système vaso-moteur.

Les nerfs vaso-moteurs obligent à se resserrer les parois des vaisseaux. C'est ainsi qu'ils tiennent sous leur dépendance tout le système glandulaire ; par là même ils ont une grande action sur les phénomènes de la nutrition. Or certains nerfs moteurs appartiennent au système cérébro-spinal, ce sont les *dilatateurs* et les *modérateurs,* tandis que c'est au système ganglionnaire qu'appartiennent les *constricteurs* et les *accélérateurs* (¹). Dans les conditions normales un vaisseau se trouve toujours soumis à l'action simultanée et contraire de ces deux sortes de nerfs. Si l'on empêche l'action de l'une de ces sortes de nerfs, l'autre sorte de nerfs exerce seule son influence sur le vaisseau, d'où un désordre organique.

Les filets nerveux du système ganglionnaire qui se rendent aux vaisseaux des poumons, par exemple, sont des constricteurs ; si on interrompt leur action, les dilatateurs restant seuls en jeu déterminent dans la région où ils agissent une accumulation du sang, et les poumons se congestionnent. Au contraire, si on excite les nerfs pneumogastriques, leur action modératrice s'exagère et les battements du cœur se ralentissent ; si l'excitation est trop grande le cœur n'a plus la force de se contracter. Si on excite de la même manière quelques ramifications du sympathique, on

---

(1) Tous les freins sont donc sous la dépendance du système cérébro-spinal et de la volonté.

exagère leur fonction accélératrice et le cœur est tétanisé. Sa contraction ne cesse plus et les muscles cardiaques restent tendus. Dans les deux cas, le sujet éprouve une telle sensation d'angoisse qu'on peut craindre qu'il ne soit atteint d'une maladie organique du cœur ; il est seulement victime d'un manque d'harmonie entre ses deux systèmes nerveux.

L'organisme humain, si compliqué en apparence, a un jeu beaucoup plus simple qu'on ne l'imagine. Tout s'y trouve polarisé. D'autre part les membres, les viscères et les systèmes ont entre eux des homologies absolues, si bien que le plan vital est assez facile à relever ; mais comme les fibres, les vaisseaux, les muscles et les nerfs s'anastomosent et s'entrecroisent, les courants de l'organisme changent perpétuellement de direction et nous sommes obligés, pour suivre leur élan et leur arrêt, de considérer tous les nœuds vitaux : sinus, plexus et ganglions.

La polarité de l'organisme est établie par le grand muscle respiratoire qui forme cloison entre la cavité thoracique et la cavité abdominale : le diaphragme représente ainsi une sorte d'équateur vital. Au-dessus sont les organes de la respiration et de la circulation ainsi que le pôle cérébral ; au-dessous sont

9

tous les organes d'assimilation, de distillation
et d'élimination, ainsi que le pôle génital.

Broussais considérait le plexus solaire
comme une sorte de cerveau abdominal. Il
lui attribuait une faculté de rêve d'où
provenaient pour l'organisme des hallucinations sensorielles et il lui reconnaissait, en
dehors de la volonté, une grande influence
sur le pôle génital. Une semblable théorie
expliquerait plus d'un phénomène hystérique
et plus d'un dédoublement de la personnalité.

Le plexus solaire est formé d'un lacis de
filets nerveux et de ganglions situés derrière
le pancréas, sur la face supérieure de l'aorte
abdominale. Les deux ganglions principaux
reçoivent par leur angle externe, le grand
nerf des viscères (¹) ; et, par leur angle
interne, émettent de nombreux rameaux qui
constituent les nerfs vaso-moteurs. Ce plexus
solaire avec ses ganglions, ses lacis de nerfs
et ses plexus viscéraux représente donc une
sorte de cerveau vague qui, n'étant protégé
par nulle enveloppe osseuse, subit toutes les
compressions des organes qui l'environnent.
Tout le système ganglionnaire est en effet
de structure plus rudimentaire que le système
cérébro-spinal. Tandis que le cerveau abdomi-

_____

(1) Nerf splanchnique.

nal est vague et que les nerfs du sympathique côtoient seulement l'épine dorsale, les cerveaux supérieurs sont enfermés, circonscrits et protégés par le crâne, et la moëlle par la colonne vertébrale.

Pour bien comprendre le fonctionnement du corps nerveux remontons jusqu'à l'origine de sa formation. De très bonne heure, le long de la future région dorsale de l'embryon, apparaît une ligne sombre se détachant nettement de ce qui l'entoure. Cette *ligne primitive* est une espèce de gouttière formée par la peau, dont les deux bords se rapprochent, se soudent, se séparent ensuite pour engendrer le tube nerveux primitif. C'est ce tube nerveux primitif qui produit ultérieurement toutes les parties du système nerveux.

L'extrémité du tube située du côté où se formera la tête se développe par trois renflements qui sont les vésicules nerveuses primitives ; puis la première et la troisième de ces vésicules se divisent à leur tour, chacune en deux autres. Ce sont ces cinq renflements qui sont les *cerveaux primitifs*. Les parois de ces cerveaux s'épaississent très inégalement, et chacun d'eux forme les organes suivants :

1° Le premier cerveau, cerveau antérieur ou **cerveau de la volonté** est partagé en deux

hémisphères et accompagné de deux petites
masses nerveuses, pleines et symétriques
appelées *corps striés.*

2° Le second cerveau, **cerveau des sens
psychologiques**, forme en se développant
deux masses nerveuses appelées *couches
optiques*, et un organe impair appelé *épiphyse,
glande pinéale* ou *troisième œil des vertébrés.*

Ce second cerveau était considéré par
Galien et Descartes comme le siège de l'âme,
et par tous les Kabbalistes comme le centre
supérieur des lumières de la conscience.

3° Le troisième cerveau, **cerveau des
sens extérieurs**, donne quatre masses
nerveuses appelées *lobes optiques* et *tubercules
quadrijumeaux.*

4° Le quatrième cerveau, cerveau postérieur
ou **Cervelet** forme une masse unique et
complètement pleine ; c'est le **cerveau des
muscles et de la motricité.**

5° Le cinquième cerveau, **cerveau des
viscères** et de la vie végétative devient un
lacis nerveux court et volumineux appelé
bulbe rachidien. Enfin la partie postérieure
du tube nerveux persiste sous la forme d'un
long cordon : c'est la **moëlle épinière** dont
l'extrémité constitue le *plexus sacré.* On
touche ainsi à ce sixième cerveau ou cerveau
des sens génésiasques dont les anciens

physiologistes avaient fait l'organe d'une vie psychologique inférieure. Le cervelet, le bulbe rachidien et les plexus abdominaux constitueraient donc les trois cerveaux de la vie végétative, tandis que les lobes optiques, les couches optiques et les hémisphères cérébraux seraient les centres de la vie intellectuelle et consciente.

De même que le diaphragme sépare le thorax de l'abdomen et empêche les viscères abdominaux de passer dans la cavité thoracique, de même un repli de la dure-mère : la *tente du cervelet* constitue un diaphragme cérébral qui sert d'équateur entre les cerveaux de la Volonté, des sens psychologiques et des sens extérieurs et les cerveaux des Muscles, des Viscères et des Instincts.

La proportion et la disposition des cinq cerveaux de l'encéphale nous indiquent quelles sont, dans un homme, ses capacités intellectuelles et instinctives.

Chez les poissons et les batraciens ces cinq cerveaux restent en ligne droite avec la moëlle épinière. Chez les autres vertébrés et en particulier chez l'homme ils ne gardent cette position que pendant une période assez courte de la vie embryonnaire ; de très bonne heure la matière cérébrale se coude au niveau du cervelet, de telle sorte que le

bulbe et la moëlle se placent environ à
90 degrés des autres parties de l'encéphale :
c'est ce qu'on appelle la *flexion crânienne*.

Si l'on regarde la tête de profil on y voit,
en arrière, au-dessous du cerveau proprement
dit, la place du cervelet et du bulbe. Suivant
le développement de ces deux cerveaux,
l'occiput est plus ou moins plat ou saillant;
l'on peut ainsi juger de l'intensité des impulsions musculaires et des besoins de vie végétative et sexuelle de l'être qu'on observe. Si
en regardant un profil on remarque, au contraire, une proéminence du front on pourra
penser que les cerveaux des sens physiques
et psychologiques ont plus d'importance que
ceux des muscles et des viscères.

Le cerveau antérieur ou cerveau de la
volonté, en se développant considérablement
en arrière par-dessus les autres, les recouvre
tous. Ce cerveau qui est le siège de toutes
les sensations, est lui-même dépourvu de
sensibilité. Les hémisphères cérébraux remplissent trois fonctions qu'ils ne partagent
avec aucune autre partie de l'encéphale. La
substance grise perçoit les excitations produites sur les organes sensoriels. Elle élabore
des excitations motrices que les nerfs transmettent aux muscles pour en déterminer les
mouvements. Enfin elle est le siège des facul-

tés intellectuelles : conscience, volonté, perception.

Trois mouvements différents actionnent les cerveaux :

1° Le mouvement rythmique du cœur qui arrive, par l'hexagone artériel, à fournir le sang nécessaire à l'entretien de la substance cérébrale. C'est par l'intermédiaire de la membrane appelée pie-mère que le sang se distribue, car la substance cérébrale n'a pas de vaisseaux de circulation comme le corps. Le sang veineux n'a dans le cerveau aucune impulsion propre : il se recueille du milieu de la substance cérébrale pour se canaliser ensuite en des conduits creusés entre la dure-mère et le crâne et revenir aux poumons et au cœur par des veines appropriées à son déversement. Cette confusion des fonctions donne au cerveau un caractère embryonnaire tout à fait inférieur au mécanisme circulatoire du corps. Le cerveau est comme une sorte de placenta qui servirait à la nourriture et à la respiration d'un être parasitaire qui serait l'homme pensant et conscient.

— 2° Le mouvement rythmique du liquide céphalo-rachidien, qui oscille entre la moëlle épinière et les ventricules cérébraux, se produit sous l'influence de la respiration pulmonaire. La dilatation et le resserrement des poumons élève et abaisse ce liquide céphalo-rachidien. Par suite de ce va et vient, un frottement du rachis dégage une sorte d'électricité vitale qui fournit une force particulière à la moëlle épinière et aux différents cerveaux. Tout l'appareil est comme une pile dont un des pôles serait à l'encéphale et l'autre au plexus sacré. Il semble que son fonctionnement constant serve à accumuler et à fournir l'énergie dynamique de l'être humain.

— 3° Les sens déterminent encore un autre mouvement cérébro-spinal. Les sens en effet, en amenant du dehors des impressions et tout un jeu d'impondérables, stimulent les substances encéphaliques et provoquent une assimilation ou une réaction. En outre, des influences psychologiques et morales peuvent produire des excitations, des aimantations dont on ne saurait prévoir l'intensité et qui entraînent des conséquences nerveuses fort troublantes et mystérieuses. De ces influences morales résultent le langage, l'inspiration, l'hallucination, les rêves, les extases et tous les phénomènes de la psychologie.

TROISIÈME PARTIE

Observation psychologique

TROISIÈME PARTIE

CHAPITRE PREMIER
ESPRITS CONCRETS, ESPRITS ABSTRAITS

La Psychologie étudie les modifications du moi et de l'être pensant ainsi que les rapports qui existent entre les faits internes et les fonctions organiques.

On a nié que la Psychologie fût une science parce qu'elle s'occupe des facultés de l'esprit et des phénomènes de l'intelligence. Mais que faut il pour constituer une science ? Des faits bien établis et une méthode. Les faits, en psychologie, sont les phénomènes de la conscience par lesquels l'homme moral se révèle à lui-même et se manifeste aux autres. Or ces phénomènes peuvent être constatés puisqu'ils laissent des signes que l'observateur relève. Quant à la méthode qui permet de classer ces faits et de comparer ces signes, elle ne diffère pas essentiellement de celle des sciences naturelles.

Les faits psychologiques ne tombent pas sous les sens extérieurs, mais ils relèvent incontestablement des sens intérieurs.

La psychologie est à la fois une science expérimentale et une science rationnelle. Ces deux faces de la science psychologique répondent à deux types d'esprits : les esprits concrets et les esprits abstraits.

La psychologie expérimentale, à l'aide de l'observation des signes et des phénomènes de la pensée, étudie les propriétés, les opérations et les métamorphoses du *moi* conscient.

La psychologie rationnelle, à l'aide du raisonnement, recherche les rapports de l'intelligence et des sens extérieurs.

Ces deux sortes de psychologie relèvent de deux méthodes d'investigation et d'examen : la méthode intuitive et la méthode logique.

La méthode intuitive est une méthode synthétique d'observation qui s'appuie sur l'expérience et non sur le raisonnement.

L'intuitif procède par comparaison entre la sensation ou expérience externe et la perception ou expérience interne de la conscience. Il s'inspire d'une sorte d'anatomie psychologique qui a pour objet de déterminer, avec

les signes extérieurs qui leur correspondent:
le nombre, la situation, les rapports et les
connexions des organes de la pensée.

Les phénomènes physiologiques sont des
phénomènes de mouvement qui proviennent
des transformations chimiques de la substance. En y cherchant le principe de la vie,
l'on s'aperçoit que les phénomènes, par lesquels l'existence psychologique se manifeste, se produisent par l'intermédiaire d'organes dont les fonctions ne peuvent exister
isolées, mais se combinent et se complètent
de telle manière que, si une de ces fonctions
est diminuée, les autres diminuent avec
elle ou même sont abolies. De cette unité
d'action des facultés naît l'activité psychologique ; mais cette activité prend un caractère particulier suivant la fonction directrice
du tempérament moral de l'individu. Nous
devons donc étudier les fonctions diverses
de ces systèmes intérieurs qui, étant formés
par le groupement des éléments psychologiques, constituent les organes de la pensée.
Nous devons aussi déterminer la part qui
revient à chacun de ces organes intérieurs
dans l'élaboration des phénomènes psychologiques. La psycho-physiologie étudie ainsi
les lois physiques qui régissent tous les
phénomènes de conscience.

Les matérialistes cherchent, dans des forces purement matérielles, les causes des phénomènes cérébraux ; les idéalistes recherchent ces mêmes causes en dehors de la Matière. L'observation typologique découvre, d'après les manifestations extérieures qui en sont les signes, les phénomènes intimes de la conscience : elle procède donc de la psychologie expérimentale et s'inspire de la méthode intuitive.

La méthode logique ne consiste pas tant dans l'observation des faits que dans l'art de bien conduire un raisonnement déductif à l'occasion d'un phénomène. Elle établit une sorte de géométrie des conditions de la pensée et enseigne les lois mathématiques d'un mécanisme mental, applicable à tous les phénomènes psychologiques. Toute la force de la déduction se trouve dans le rapport des termes entre eux et dans l'enchaînement logique des arguments. La méthode déductive, en psychologie, est donc surtout analytique tandis que la méthode intuitive, qui procède par induction en partant des signes particuliers pour découvrir des lois générales, est plus synthétique.

La synthèse combine les éléments après les avoir isolés ou bien elle s'élève à la conception des ensembles sans s'inquiéter des parties.

Chacune de ces méthodes psychologiques convient à une catégorie d'esprits : les *intuitifs* et les *logiciens*, deux espèces idéo-mentales qui peuvent se complémenter, mais qui ne doivent pas se confondre.

Ce sont là deux grands ordres de la classification psychologique ; on ne peut établir entre les individus de ces groupes des caractères de supériorité et d'infériorité qu'en considérant une hiérarchie des esprits concrets et une autre des esprits abstraits, car ces deux séries sont tellement différentes que l'on ne saurait les ramener l'une à l'autre sans détruire les forces et les aptitudes des individus de chacun de ces ordres.

L'esprit concret perçoit de chaque objet une impression précise et l'embrasse dans la totalité de ses attributs.

L'esprit abstrait, au contraire, néglige l'objet extérieur. Il abstrait de la réalité la représentation qu'il s'en fait. Par conséquent, il ne perçoit que les qualités de cet objet ou l'idée générale que l'ensemble de ces qualités peut lui donner.

Souvent l'esprit abstrait confond des choses distinctes car l'idée générale lui représente, dans l'ordre des conceptions, ce que nous représente le *nom collectif* dans l'expression. Bien que l'abstraction nous permette de distinguer ce qui est essentiel de ce qui est accidentel, elle nous conduit souvent à attribuer une réalité concrète à des êtres de raison qui sont de simples fantômes créés par notre logique. L'idée en effet naît de l'image ou l'image de l'idée par un mot qui souvent rappelle une série de symboles et de pensées, car les mots représentent à l'esprit un ensemble d'expériences.

Si nous supposons un être qui porte en lui toutes qualités désirables, nous créons, par l'imagination, une forme typique. Cette forme prend corps devant un homme d'esprit concret et elle prend seulement figure devant un homme d'esprit abstrait. Pour l'esprit abstrait la figure sera un schème ou une formule ; tandis que pour l'esprit concret, ce sera une idole ou un symbole.

Nous retombons toujours sur un mot, sur un schème, sur une formule ou sur un symbole ; car le symbole, la formule, le schème, le mot font naître et perpétuent des idées qui sont simples ou complexes, suivant le degré de formation intellectuelle de celui qui les élabore.

Dans l'opération mentale qui lui donne la perception d'un objet quelconque, l'esprit humain, qu'il soit d'ailleurs abstrait ou concret, est susceptible de passer par trois degrés qui correspondent aux trois catégories logiques de l'individu, de l'espèce et du genre.

L'homme, qui a naturellement des idées concrètes, exprime ces idées par des noms : noms propres, noms communs ou noms collectifs, suivant que sa pensée se porte sur l'individu, sur l'espèce ou sur le genre. C'est donc toujours *l'être* qu'il envisage dans son passé, dans son présent ou dans son avenir : il s'exprime naturellement par le verbe *être*.

L'esprit abstrait, au contraire, en passant par les trois degrés de l'examen mental d'un objet, en considère surtout les qualités et les exprime par des *attributifs*; il crée, par la même, des termes généraux et des catégories logiques qui ne sont qu'une traduction conventionnelle de l'objet. Au lieu d'envisager l'état actuel, l'état antérieur ou l'état à venir de cet objet, il en considère ce qui lui paraît fixe et permanent : et il emploie le verbe *avoir* pour affirmer sa pensée.

L'esprit concret correspond à la catégorie de *l'être*, comme l'esprit abstrait, à la catégorie de *l'avoir*.

L'avoir représente tout ce que l'homme a pu acquérir de génération en génération par l'effort, l'épargne, les expériences et l'économie de sa race soumise à la loi fatale de l'accroissement perpétuel des moyens et des résultats : il représente dans la Nature entière la tendance à une stabilité ; l'avoir permane grâce à l'hérédité et il résume en un mot tout ce que l'on peut fixer et transmettre.

L'*être*, par contre, apparaît comme un conglomérat d'énergies diverses que la vie met en rythme, en lutte ou en harmonie ; l'être représente donc dans la Nature la tendance au changement et au mouvement, bref tout ce qui est variable et susceptible de transformation.

Entre l'être et l'avoir, il y a la différence absolue, l'antinomie irréductible de ce que l'on appelle : principe d'autorité et principe de liberté.

— Je pense donc je suis ; je suis donc j'acquiers ; je possède donc je gouverne ; telle est la logique de l'Avoir.

— Je suis donc je pense ; je pense donc je crée ; je crée donc je me libère, telle est la logique de l'être.

De là deux types d'hommes : les types *statiques* et les types *dynamiques*.

Les gens de type dynamique sont des déperditifs, des téméraires, des indépendants ; ils inclinent toujours à jeter leur avoir pour affirmer leur être. Ils ont en général les traits irréguliers, la physionomie mobile, les yeux

expressifs et toutes leurs impressions se tra-
duisent aussitôt en gestes, en mouvements
nerveux ou musculaires des membres et du
visage. Ce sont des êtres de premier mouvement, ardents, passionnés, souvent dévoués,
toujours sensibles.

Les types statiques, au contraire, sont
naturellement égoïstes et tendent à tout
accaparer pour augmenter leur avoir personnel ou collectif.

Ils ont en général la physionomie longue ;
leurs traits dessinés dès l'enfance sont très
accentués quand ils deviennent adultes. Le
visage est rigide, la bouche sans sourire,
l'œil morne ou figé dans une expression monotone, l'attitude raide, la démarche mécanique, guindée ou solennelle, l'aspect sévère.

Il existe dans tous les pays, dans tous les
temps des gens égoïstes qui sont incapables
du moindre dévouement et qui absorbent,
sans même s'en apercevoir, ce qui les entoure.

Tout ce qui exalte le principe d'autorité et
leur instinct de puissance détermine l'activité
de leur énergie. L'ambition et l'orgueil stimulent leur esprit et leur corps. Ils exigent
autour d'eux une atmosphère de silence où
ne résonne que leur propre voix ; ils n'ont de
sentiments que pour eux-mêmes ; ils ne se

plient à une condescendance que par calcul
ou par intérêt.

Les statiques proclament des dogmes religieux, politiques, scientifiques, économiques
ou sociaux dont ils se font les apôtres zélés
ou les défenseurs opiniâtres; ce sont des doctrinaires tandis que les dynamiques brisent
les dogmes fixes et les formules vieillies pour
entraîner le monde vers de nouvelles formes
de la vie.

Un enfant de type statique tend à dominer
et à gouverner ses camarades, mais il est
soumis à l'autorité parce que c'est l'autorité
et par conséquent la manifestation actuelle
d'un ensemble de traditions plus ou moins
séculaires.

Une femme de type statique administre sa
famille et sa maison avec ordre, ponctualité
et parcimonie; elle acquiert du bien et le fait
fructifier. Elle soumet à sa discipline mari,
enfants et serviteurs.

La femme de type dynamique est moins
pratique, mais elle a le charme, l'originalité
et la générosité. Elle compte moins et donne
plus; elle se dépense sans cesse; son esprit
est plus vif, sa physionomie plus mobile, ses
impressions plus variées.

L'enfant de type dynamique cherche à se
soustraire à toute discipline, à entraîner ses

compagnons dans ses entreprises, ses expériences ou ses révoltes. Il a plus de vie que l'enfant de type statique ; il est moins obéissant, mais en même temps moins entêté, plus changeant, plus enthousiaste et aussi plus vite découragé. Il est impossible de réussir auprès de lui par les raisonnements et les procédés qui conviennent à l'enfant de type statique. Les éducateurs le savent par expérience et leur tact le plus souvent les guide dans la direction qu'ils donnent à leurs élèves.

En acquérant la connaissance plus prompte et plus complète des divers types qui se rencontrent souvent dans un même enfant, ils arriveraient à mieux discerner le tempérament physique et mental des écoliers, Ils se donneraient moins de peine et ils obtiendraient, en pédagogie, des résultats plus rapides et plus sûrs.

CHAPITRE II

EMBRYOGÉNIE PSYCHOLOGIQUE

L'éducation de l'homme peut se comparer à une greffe. Le sauvageon, c'est le type natif; l'éducation ente, sur ce fond originel, un être réfléchi et sociable capable d'exercer un contrôle sur sa sensibilité naturelle, afin de la diriger, de la développer ou de la réduire. C'est la conscience qui donne au type sa valeur morale; mais c'est la sensibilité seule qui détermine l'espèce du type et sa valeur virtuelle.

A sa naissance l'enfant n'a pas encore d'initiative psychologique : les rudiments de sensations qu'on observe chez lui sont uniquement dus à des mouvements mécaniques et instinctifs qui rappellent les mouvements amiboïdes de la cellule, mouvements d'expansion et de retrait qui ont pour objet le maintien du rythme vital des appétits. Tandis que la vie corporelle de l'enfant est déjà complète, sa vie mentale est encore au premier stade de l'embryonnat psychologique, c'est un stade analogue à celui de la *gastrula* dans l'ordre physiologique. Les sens de l'enfant ne sont pas différenciés; il a les organes qui permettront le jeu de ses sensations futures et c'est tout; ses yeux ne voient pas, ses oreilles ne distinguent pas les sons, ses mains ne palpent rien, il ne discerne pas les odeurs.

C'est le sens du goût qui se manifeste le premier par quelques vagues impressions de répugnance ou de contentement. Puis, le sens de la vue paraît s'éveiller.

Au bout de huit ou dix jours les yeux de l'enfant distinguent et suivent une lumière et il semble que cette impression lui donne un certain plaisir; sans doute il ne perçoit que la lueur, et c'est la lueur que son regard encore trouble cherche ou fixe avec une sorte de curiosité. Mais peu à peu il s'intéresse à d'autres masses lumineuses ou sombres, et si l'on retire brusquement de sa vue un objet qui attirait son attention il crie; c'est que la disparition de cet objet lui a été désagréable.

Le cri est la première expression perceptible des impressions intérieures de l'enfant; ces impressions peuvent être et sont le plus

souvent, au début, d'ordre purement physiologique et se rattachent surtout à des phénomène d'assimilation; on ne peut nier cependant que certaines impressions visuelles ne
soient déjà d'ordre psychologique puisqu'elles manifestent chez l'enfant un intérêt
qui n'est pas lié à la satisfaction d'un besoin
corporel.

Bientôt le toucher et une sorte de magnétisme particulier lui font reconnaître et distinguer les personnes; il montre par ses
gestes des sympathies et des antipathies,
puis il entend et discerne les sons, il est tiré
de son sommeil par un bruit inaccoutumé;
mais s'il entend un bruit familier: une voix
connue, des pas qui s'approchent, il sait qu'on
va s'occuper de lui et lui parler; il s'agite comme pour manifester son désir ou son impatience.

Tous ces rudiments de phénomènes psychologiques, qui apparaissent pendant les
premiers mois de la phase natale, permettent
déjà à l'observateur de pénétrer le caractère
de l'enfant grâce aux actions et réactions de
son sens affectif et de son sens vital. L'enfant
se montre sensible et affectueux, nerveux et
irritable, égoïste et volontaire, sociable ou
sauvage. L'être psychologique qui apparaî-
tra plus tard avec ses facultés multiples et

susceptibles d'un développement indéfini est contenu tout entier en germe dans ce premier type embryonnaire.

La différenciation des sens chez l'enfant s'opère pendant les six ou sept premiers mois de sa vie et il arrive alors à manifester, par le sourire et même le rire, des sensations de plaisir comme il exprime par des larmes ou des cris des sensations de douleur. Ces manifestations extérieures d'impressions psychologiques sont analogues à ces premiers tressaillements nerveux et musculaires qui sont les signes de la prise de vie de l'embryon.

L'enfant qui a manifesté ces premières impressions de plaisir et de douleur va développer successivement ses facultés comme l'embryon a développé ses membres. Plusieurs années durant, il vivra comme l'embryon d'une existence parasitaire entouré qu'il est d'une atmosphère qui le berce ou le refoule mais qui le protège, au moins tant bien que mal, contre les heurts extérieurs. L'atmosphère familiale est en quelque sorte l'amnios psychologique de l'enfant; l'ensemble des mots et des gestes qui se communiquent à son jeune cerveau lui constitue une espèce de placenta mental : c'est par ce placenta qu'il se nourrit et respire. Son type ultérieur conservera fatalement les empreintes qu'il aura reçues pendant cette première période de sa vie, d'autant plus que c'est au cours de cette période que se dessinent les premières formes de la sensibilité.

La mimique et le langage influencent plus qu'on ne le croit le tempérament d'un enfant, car il ne peut manifester ses sensations que par les gestes qu'on lui fait faire et les mots qu'on lui apprend. En même temps ces mots et ces gestes lui suggèrent de nouvelles sensations ; et comme l'adulte, incapable d'imaginer la psychologie si simple de l'enfant, lui prête sa propre psychologie qui est compliquée, il impose à la sensibilité de l'enfant des impressions qui sont au-dessus de son âge et il fausse par la même toute la première éducation qui est l'éducation des sens. Les sens du sauvage n'ont tant de finesse et de pénétration que parce que, dès son enfance, il est habitué à se servir de tous ses sens pour se diriger, se préserver et se pourvoir seul. Les civilisés au contraire n'apprennent à leurs enfants ni à entendre, ni à sentir, ni à voir, ni à se guider par le tact. La première éducation de l'enfant devrait être l'éducation des sens : c'est la seule qui ne surmène pas ses nerfs. En outre, elle permet de découvrir quel est le sens dominant de l'enfant et par là même de quelle nature spéciale sera son sens mnémonique.

Certains enfants ont la mémoire des yeux, c'est ce qu'ils ont vu qu'ils retiennent le mieux et leurs impressions visuelles, recueillies dans leur cerveau, éveillent l'imagination qui sera leur faculté maîtresse : ce seront des imaginatifs.

D'autres ont la mémoire du tact; il faut qu'ils aient manié un objet pour se rappeler, en même temps que leur geste, tous les détails de l'objet et les remarques qu'ils auront faites à son occasion ; les sensations tactiles éveillent en eux des facultés de construction et de combinaison : ce seront des inventifs et des observateurs concrets, ils ont en quelque sorte l'intelligence de la main ; ils s'expriment par gestes ou du moins le geste accompagne presque toujours l'expression verbale de leur pensée.

J'ai connu des enfants très jeunes qui se laissaient guider par l'odorat; ils flairaient tout ce qu'on leur présentait avant de le manger ou de le boire ; si l'odeur leur déplaisait, ils refusaient obstinément de rien prendre ; leur odorat satisfait, peu leur importait le goût de ce qu'ils mangeaient et buvaient; je ne sais s'ils auraient eu la mémoire de l'odorat car on leur fit perdre l'usage de ce sens en leur persuadant de goûter, de regarder ou de toucher les objets au lieu de chercher à les distinguer par l'odeur.

La mémoire de l'ouïe est la plus commune ; cela vient de ce qu'elle est plus cultivée que toutes les autres, parce qu'elle favorise la transmission de la pensée par le langage.

Quant à la mémoire du goût sa persistance chez l'adulte est l'indice du type sensoriel le plus embryonnaire ; le gourmand, quelque raffiné qu'il soit, garde toujours une empreinte du premier stade psychologique de l'enfant.

Quand un des sens de l'enfant est naturellement beaucoup plus éveillé que les autres, il détermine la constante sensorielle de son tempérament et cette constante influe fatalement sur son caractère et sur sa psychologie.

Si l'éducation développe artificiellement et surmène outre mesure un des sens au détriment du sens nativement prédominant, l'instinct sensoriel se trouve transposé, mais il sera le plus souvent perverti. En effet, les impressions perçues par les deux sens forts risqueront de s'interpoler ou de se confondre. C'est ainsi que l'audition d'une musique provoquera une sensation de l'odorat chez certains mélomanes et une hallucination visuelle chez certains imaginatifs.

Ces transpositions sensorielles que l'on attribue souvent à des névroses ne proviendraient-elles pas de la permanence du sens mnémonique primitif qui s'est développé au cours de l'embryonnat psychologique et que la culture presque exclusive d'un autre sens par l'éducation n'a pas réussi à détruire?

Lorsque les impressions perçues par les divers sens sont devenues distinctes chez l'enfant et que, par les gestes et le langage, il associe ces impressions à des expressions appropriées, les premiers phénomènes d'intelligence se manifestent. Désormais l'idée de chaque personne et de chaque objet est associée dans son esprit à un mot; et les mots lui permettent non seulement de désigner des objets et des personnes, mais d'exprimer les émotions agréables ou pénibles qu'il éprouve à leur sujet; ce n'est plus seulement le rire ou le cri des premiers mois, c'est un langage rudimentaire mais expressif et que souvent un geste plus expressif encore devance ou supplée lorsque le mot ne vient pas assez vite ou fait défaut.

Mais l'habitude du langage parlé et celle des opérations mentales qu'il suppose exige du temps, des expériences répétées, un effort continu d'adaptations successives des mots aux choses; aussi le langage primitif de l'enfant comme celui du sauvage est-il fait surtout d'interjections et d'onomatopées ; les noms qu'il donne aux objets sont à l'origine des sons imitatifs rappelant les bruits qu'il a perçus à leur occasion. D'autres fois, il désigne les personnes et les choses par une de leurs qualités les plus apparentes ; par exemple une étoffe par sa couleur. L'adulte lui-même, s'il n'en était empêché par l'habitude qu'on lui a imposée d'une langue toute faite, continuerait ce que l'enfant a commencé ; il se créerait son propre langage. Lorsqu'il est laissé à lui-même, il fait comme l'enfant et il s'exprime par des mots et des adjectifs qu'il forme lui-même de syllabes redoublées ou d'interjections monosyllabiques.

Bien des mères ont dû remarquer que l'enfant parle instinctivement à la troisième personne, et cela alors même qu'il s'agit de lui-même ou qu'il s'adresse aux autres. Il ne sait dire ni *moi*, ni *toi*, ni *vous*. Il parle de lui-même comme s'il s'agissait d'un autre enfant. Il s'apitoie sur son propre sort ou raconte ses propres mésaventures sans montrer par son langage qu'il est directement en cause. Il semble vraiment qu'il n'arrive pas à prendre une idée claire du *moi* au cours de cet embryonnat psychologique. Ainsi font les primitifs et les sauvages : ils se regardent agir et parlent d'eux-mêmes à la troisième personne, comme si leurs impressions étaient celles d'un autre individu.

La substitution du *moi* au *lui* n'est naturelle ni à l'enfant, ni au sauvage; elle ne s'opère qu'assez tard sous l'influence de l'éducation et de la réflexion. Elle marque donc un stade nouveau dans l'embryogénie psychologique, celui où la personne se différencie et durant lequel l'enfant, abandonnant peu à peu son langage restreint, cherche à comprendre et à reproduire les tournures de phrases de l'adulte et à les adapter aux besoins de son propre esprit. C'est alors qu'il reçoit les premières empreintes des pensées et de la sensibilité traditionnelles de sa race: il apprend en effet des chansons et des fables qu'il répète sans les comprendre, mais qui gravent dans son cerveau des formes rythmées d'expressions toutes faites. A ces formes l'enfant mêle d'abord celles de son propre langage, puis sa mémoire mieux exercée, ne lui rappelle plus que les expressions apprises et il oublie peu à peu ses onomatopées, ses qualificatifs et ses interjections.

Enfin il arrive à parler plus nettement la langue qu'il entend sans cesse résonner à ses oreilles et dont les mots sont prononcés assez lentement pour lui permettre de saisir des mouvements de lèvres qu'il s'ingénie à reproduire.

Ses expressions devenant d'autant plus variées et plus nombreuses que ses impressions sont plus multiples et plus diverses, l'enfant atteint à une plus grande souplesse de pensée ; il acquiert progressivement des aptitudes psychologiques plus compliquées et plus précises. Les organes de sa pensée se développent, se différencient ; leurs fonctions se distinguent et se spécialisent. Il y a progrès sur le stade précédent et cependant l'enfant ne sait encore ni analyser, ni abstraire, ni induire.

Cependant l'embryon psychologique continue de se former. Dans une troisième période, son type s'accentue ou se déforme avec l'effort qu'il doit faire pour apprendre à lire, à écrire et à compter.

C'est toute une association d'idées et d'images nouvelles qu'on impose à l'enfant. Il doit s'habituer à représenter par des signes les mots et les nombres et à faire une foule de combinaisons qui exigent un emploi constant de ses facultés de réflexion. De plus en plus les organes de sa pensée se différencient et son tempérament intellectuel apparaît avec des formes d'esprit abstraites ou concrètes et des facultés simples ou multiples,

En même temps l'enfant doit se plier à une discipline, restreindre ses mouvements, harmoniser ses gestes, mesurer ses paroles et adapter chacun de ses sens aux connaissances qu'il lui faut acquérir. C'est alors que les premiers phénomènes de conscience apparaissent avec le discernement que fait l'enfant de ses propres impressions et de celles qu'on lui suggère. Son caractère se dessine de plus en plus et sa vie morale commence.

L'embryogénie psychologique comporte donc quatre phases principales : la phase de confusion originelle, la phase de différenciation progressive des sens, la phase pendant laquelle l'enfant se crée un mode d'impressions plus variées et arrive à les exprimer par le langage, enfin la phase où chacune de ses facultés intellectuelles se développe et se précise. C'est alors que la raison apparaît chez l'enfant. Désormais l'éducation morale ne s'adressera plus seulement à ses sens mais à son intelligence, à sa réflexion et à sa conscience.

L'enfant subit l'empreinte des idées et des sentiments qu'on lui inculque et cette empreinte a pour effet de déterminer et d'accentuer son type psychologique ; cependant la constante morale qui dépend de la sensibilité ne saurait être modifiée à tel point

que le type du premier *moi* sensible vienne
à disparaître ; on le retrouve toujours au
fond même de l'individu.

Suivant que l'enfant est nativement timide
ou téméraire, passif ou actif, servile ou re-
belle, dévoué ou égoïste, franc ou sournois,
affectueux ou indifférent, l'éducation formera
ou déformera son type dans un sens ou dans
un autre et ce type gardera quelque chose de
son caractère natif tout en conservant l'empreinte plus ou moins fidèle de l'intelligence,
des sentiments et même de la moralité de
ses éducateurs ; et je n'entends pas seulement par *éducateurs* ses parents ou ses maîtres, mais quiconque exerce, par les sentiments, par la pensée ou par les œuvres, un
ascendant sur la sensibilité de l'enfant, sa
volonté ou sa conscience.

CHAPITRE III

DIVERS MODES D'ÉDUCATION

Deux principes essentiels et antagonistes se retrouvent perpétuellement en présence dans l'humanité : le principe de confusion et le principe d'individuation.

Le principe de confusion procède de cette tendance naturelle à la plupart des hommes, qui les pousse à se rapprocher de leurs semblables et à mettre en commun leurs efforts en vue d'un bien être collectif.

Le principe d'individuation procède, au contraire, du besoin naturel à certains hommes de s'isoler de la masse et de créer, pour eux et les leurs, une vie distincte et des intérêts différents de l'existence et des intérêts de la foule.

Suivant que l'homme obéit naturellement à l'une ou l'autre de ces deux tendances, on peut le rattacher à l'un de ces deux types psychologiques qui préexistent à toute culture : l'*indifférencié* et le *différencié*.

L'indifférencié est un type collectif resté à l'un des stades de l'embryonnat psychologique. Le différencié, toujours individuel, est arrivé à l'entier développement de son esprit et vit de la vie consciente.

L'enfant de type indifférencié n'a pas plus de penchant pour une chose que pour une autre; toutes ses impulsions lui sont suggérées par son milieu; de lui-même, il est inerte; aussi se soumet-il instinctivement à une direction et à une discipline; l'obéissance le garantit contre les risques d'une initiative et d'une décision personnelles.

Le type différencié au contraire est essentiellement original et spontané; sa personnalité est souvent irréductible et toujours apparente. Avec un enfant de ce caractère, l'éducateur ne peut employer que l'intimidation ou la persuasion.

La méthode d'intimidation consiste à réduire ou à annihiler la force native d'un tempérament; c'est le procédé du dompteur.

La méthode de persuasion au contraire s'adresse à la volonté de l'enfant et tend à lui donner le sens de la responsabilité individuelle; c'est la seule éducation vraiment humaine.

La méthode persuasive suppose chez l'éducateur une grande maîtrise de soi-même, une grande connaissance de ses élèves et un respect absolu de leur personnalité.

Dans sa tâche si difficile l'éducateur, quel qu'il soit, est en outre obligé de se tenir en défiance vis-à-vis de lui-même. Il ne doit point oublier que l'enfant le subit comme il subit l'enfant. Il y a entre eux action et réaction réciproques.

L'éducateur en outre a ses défauts et ses inégalités d'humeur; de plus il est sujet à tous les troubles, à tous les soucis, à toutes les épreuves de la vie; chaque éducateur a un type personnel qui s'harmonie plus ou moins avec les types divers des enfants qu'il doit élever.

La méthode d'enseignement d'un maître est fatalement sous la dépendance de son caractère. Suivant qu'il est patient ou colère, timide ou autoritaire, égoïste ou dévoué, l'éducateur procèdera avec douceur ou avec violence, avec persévérance ou avec caprice, et il sera aimé, craint ou méprisé par ses élèves; le plus souvent les enfants auront de leur maître des opinions très différentes, en raison de la diversité même de leur esprit.

Le souci de l'individualité est un des principe de l'éducation moderne; ce souci rend chaque jour plus nécessaire l'observation des types, des caractères et des facultés.

On peut distinguer, en effet, parmi les tempéraments intellectuels comme parmi les tempéraments physiologiques : des tempéraments vigoureux, des tempéraments actifs, et des tempéraments indolents. Les intellectuels vigoureux sont logiques et positifs; les intellectuels actifs sont imaginatifs, inventifs et pratiques; les intellectuels indolents sont mystiques, rêveurs ou distraits.

Il faut choisir la méthode d'enseignement qui convient mieux à telle ou telle espèce idéo-mentale et classer en des groupes différents par exemple les enfants d'esprit abstrait et les enfants d'esprit concret (¹). Les éducateurs, d'après leur propre tempérament physique et intellectuel, sont plus aptes à instruire et à gouverner telle ou telle espèce d'élèves. De plus ils ne doivent pas oublier qu'ils ont à former des êtres dont l'intelligence est asservie au jeu plus ou moins

---

(1) Lorsqu'on s'ingénie à détruire méthodiquement par des programmes qui ne leur sont pas applicables, les facultés pratiques des esprits concrets en les obligeant à des abstractions constantes, on atrophie en eux la mémoire des sens qui constitue l'assise de leur intelligence, et l'on émonde sans cesse les pousses trop vigoureuses de leur imagination. Après avoir épuisé ainsi la vigueur naturelle du sauvageon, l'on s'étonne que l'enfant devienne incapable de tout travail, qu'il ne résiste pas aux luttes de la vie et qu'il soit, à l'âge adulte, neurasthénique ou névrosé !

harmonique des systèmes vitaux. La santé est indispensable au développement intellectuel et il est dangereux d'imposer les mêmes exercices physiques à des enfants nerveux et à des musculaires, à des lymphatiques et à des sanguins. Ne pas tenir compte de la différence des tempéraments, c'est ouvrir la voie aux désespoirs d'enfants incompris, enfiévrés et surmenés. (¹)

Le jeune enfant est le plus souvent un observateur instinctif et il ne se trompe guère sur la faiblesse, la fermeté, la dureté ou la bonté de son maître. Il essaie presque toujours d'échapper à la discipline soit par paresse, soit par esprit d'indépendance ; mais il sait fort bien quand il a lui-même tort ou raison et quand son maître est juste ou injuste. L'enfant apprécie, tant qu'on n'a pas faussé son jugement, assez impartialement ses propres actes et ceux de son maître.

Parmi les éducateurs, les uns dressent leurs élèves, d'autres les domptent, d'autres les apprivoisent, d'autres les craignent, les flattent ou les gâtent, d'autres enfin les

_____

(1) Les suicides d'adolescents survenus dans des lycées de France et d'Allemagne montrent le danger d'une instruction qui n'est pas adaptée aux exigences de la vie physiologique et aux lassitudes naturelles de tempéraments lymphatiques ou trop nerveux.

observent et les dirigent. Ces derniers seuls
sont vraiment des éducateurs.

Ne pas utiliser les sympathies naturelles
qui attirent les uns vers les autres les êtres
de même tempérament, c'est exposer les
éducateurs à des déboires décourageants; les
obliger à vaincre des antipathies irréductibles,
c'est les vouer à des colères intempestives et
à la neurasthénie qui leur ôtera l'harmonie
de leurs pensées et de leurs gestes en leur
enlevant en même temps toute autorité et
tout prestige.

Le plus souvent, l'éducation de l'être indifférencié n'est qu'un dressage. Le dressage
procède par des associations de sensations et
d'images; la mémoire rappelle sans cesse à
l'instinct que tout effort sera suivi d'une
récompense et toute résistance à la volonté
du maître appellera un châtiment. La crainte
et le plaisir sont donc les causes déterminan-
tes des actes imposés à l'élève par le dresseur.
Cependant lorsque l'habitude du geste exigé
est suffisamment prise pour devenir automatique, il n'est plus besoin que la récompense
et le châtiment interviennent directement
pour le déterminer; il suffit que les sensations et les images se trouvent liées entre
elles par la mémoire pour que le réflexe se
produise dès que le souvenir de la récom

pense ou du châtiment se trouve évoqué. C'est alors que le dressage est parfait.

Les animaux qui vivent naturellement en troupe sont assez facilement dressables parce que l'homme se substitue au chef du troupeau : l'homme, par le dressage, utilise donc à son profit un instinct naturel d'obéissance et de sociabilité.

De même l'éducateur utilise la docilité naturelle aux enfants indifférenciés. Ces enfants se groupent instinctivement autour d'un chef et si ce chef n'est pas l'éducateur, ce sera quelque enfant plus hardi.

Les animaux qui vivent isolés ou par couples peuvent être apprivoisés ou domptés, mais non dressés : ils ne font jamais ce qu'on leur demande que sous l'empire de la crainte ou dans l'espoir du plaisir immédiat. Leur mémoire n'associe pas nécessairement d'une manière automatique un geste réflexe au souvenir d'une sensation.

Ainsi en est-il de tout être humain différencié que l'on prétend réduire et dompter; il se révolte ou il est annihilé; il reste insubordonné ou devient hypocrite, dans tous les cas il a perdu de sa valeur; il est plus ou moins dangereux.

Si, au contraire, l'éducateur apprivoise l'être différencié celui-ci se montrera soumis à la volonté personnelle du maître, mais il sera jaloux de cette affection qui le charme.

L'être apprivoisé n'est pas dressable parce que son obéissance tient uniquement à l'influence immédiate d'une personne déterminée, tandis que dans le dressage l'obéissance tient à ce que les objets et leur image sont associés par la mémoire à des sensations de plaisir ou de douleur.

Si le dressage est si parfait que l'être vivant suive l'impulsion de l'instinct acquis au lieu de son instinct naturel, ce caractère se transmet à ses descendants et arrive à faire partie de l'héritage ancestral. C'est ainsi que les animaux ont pu être domestiqués.

C'est ainsi également que, dans l'humanité, un dressage séculaire détermine des idées innées et des sentiments instinctifs. Plus ces sentiments, ces idées et ces instincts sont généralisés et enracinés, plus les types indifférenciés sont nombreux.

A ces types indifférenciés correspondent trois conceptions différentes de la vie et du monde. C'est d'abord le système de la *Passivité*; l'individu se considère comme un élément momentanément différencié d'une entité collective dont il émane. Cette disposition d'esprit conduit à l'extinction du désir et au fatalisme et c'est la plus commune : elle correspond au besoin de laisser-aller, de repos et d'obéissance si naturel à la plupart des hommes.

C'est ensuite le système *de la fonction* : l'homme considère que les êtres ne sont différenciés les uns des autres que par le milieu. Toute forme et toute valeur dépendent du milieu; chaque élément n'est et ne vaut que par ce qui l'entoure et par les circonstances qui déterminent son évolution. L'individu n'est pas distinct de son milieu et ne peut s'en dégager. C'est le système de l'ordre, de la hiérarchie et de l'esclavage. A sa base est un déterminisme absolu.

Enfin le système de *la Raison* établit les catégories de l'entendement et tend à poser en toutes choses l'identité des antinomies : l'homme considère la vie comme une abstraction; il démonte et reconstruit le monde et se fixe à lui-même sa propre place dans l'univers. C'est le système des intellectuels, il les conduit au doute méthodique et à l'expérience scientifique ; en effet il leur faut bien trouver un point de départ à leurs raisonnements qui, en dehors de l'expérience, arrivent fatalement à se détruire les uns les autres par la logique des contraires.

Ces trois systèmes ont toujours eu cours, sous divers noms, dans toutes les sociétés et nous les retrouvons, au moins à l'état de tendance, dans les hérédités psychologiques des êtres mixtes et des indifférenciés.

Chaque époque a donné naissance à un type social : une communauté de goûts, d'idées, d'aspirations, de désirs et d'inquiétudes reliant entre eux les individus qui ont subi la même formation intellectuelle et morale. Chaque génération, envisagée dans son développement historique, nous apparaît comme un grand corps animé d'un même esprit. L'esprit du temps façonne les hommes de telle sorte que chaque époque a sa physionomie, sa forme et sa mentalité. Chaque génération se lie à la suivante par des transmissions insensibles et elles se suivent sans se ressembler.

Les différences d'esprit qui marquent les époques historiques s'expliquent bien souvent par les variations intervenues dans les systèmes d'éducation.

Plus les êtres indifférenciés sont nombreux et plus les sociétés accepteront facilement le principe d'autorité ; les formateurs de la jeunesse, maîtres ou parents, seront le plus souvent des dresseurs ou des dompteurs.

Mais fatalement la génération des éducateurs autoritaires s'épuise et les indifférenciés, leurs élèves, deviennent maîtres à leur tour. Alors la discipline se relâche ou bien les inconvénients de l'éducation routinière et mécanique apparaissent si évidents qu'une réaction se produit. La nouvelle génération argue du principe souverain de la liberté de conscience contre le principe d'autorité qui, momentanément, s'évanouit.

Les êtres différenciés se manifestent de toutes parts et c'est à qui opposera instinctivement une philosophie individualiste aux philosophies collectives.

Alors se développent de toutes parts les tendances au *Songe*, au *Mysticisme* et au *Rêve philosophique* : trois systèmes de pensées qui, par des voies différentes, poursuivent une même fin qui est de libérer l'homme de son milieu.

Tous ces systèmes posent l'être sensible en dehors et au-dessus des réalités et ils lui proposent l'extase ou l'ivresse comme moyens de se dérober à toute contrainte. Ils tiennent peu compte du corps, et parfois ils lui opposent et lui substituent doctrinairement un corps lumineux ou diaphane dont le corps vivant ne serait que l'ombre.

En même temps apparaissent les systèmes de la *Sensation*, de la *Forme* et de la *Volupté* qui subordonnent l'âme au corps tout en l'en distinguant. L'être, se sentant à la fois double et un, se fait une sorte d'idéalisme sensoriel et une conception esthétique de l'existence. Le plaisir devient pour lui un moyen et la jouissance une force.

Certains individualistes érigent en système la philosophie du *Succès*. Elle consiste dans l'exploitation du milieu par l'individu qui juge ses propres actes par les bénéfices personnels qu'il en retire. En sa qualité d'ambitieux, il bouscule joyeusement les individus moins bien doués pour la lutte et il les méprise en s'applaudissant de ce qu'ils ne réussissent pas comme lui. C'est une philosophie de pléthoriques et de sanguins qui font tenir tout leur bonheur dans les satisfactions de la vanité.

Le système de l'*Écart* est une affirmation plus énergique de l'individu qui rejette loin de lui toute contrainte sociale par l'absolue négation des régimes et des milieux; il devient l'ennemi de l'ordre, l'apôtre de sa propre fantaisie, et le prophète du vague, vague dans lequel il se déperd et se complaît. C'est la philosophie du nihilisme et de l'anarchie.

Le système de l'*Effort* tend, lui aussi, à distinguer l'individu de la foule, de l'ordre social et de tous les éléments du milieu; mais au lieu de s'appuyer sur l'instinct de l'homme ou sur son caprice, il fait appel à sa volonté.

Les stoïciens se posent à eux-mêmes des obstacles pour mesurer leur tension. Leur morale tient toute entière dans les deux mots : *Abstine et sustine*, abstiens-toi et résiste. C'est le système de l'orgueil, du despotisme et de la domination, par lequel l'individu entreprend la conquête des autres par l'affirmation de soi-même. Cette philosophie prépare des despotes et des dompteurs.

Le pessimiste est un stoïcien triste qui méprise la vie, il considère le bonheur comme une impossibilité et condamne même la poursuite du bonheur comme une faiblesse. La vie ne vaut pas la peine d'être vécue; c'est le système des bilieux, des hypocondriaques et de tous ceux qui portent en eux-mêmes le principe de leur douleur. Ce système pessimiste ramène insensiblement l'individu aux philosophies fatalistes des êtres indifférenciés. Ainsi les deux cercles d'idées se touchent par une tangente ; et de même que la philosophie du Songe conduit à l'Art comme la philosophie de la Raison conduit à la Science, ainsi la philosophie de la Tristesse confine à la philosophie de la Passivité.

L'éducateur doit connaître toutes ces catégories mentales qui correspondent à des types d'esprit, afin d'apprécier les hérédités et les tendances psychologiques de ses élèves ainsi que ses propres hérédités et ses propres tendances.

Tant qu'il n'y a pas affinité psychologique, ou tout au moins sympathie entre l'éducateur et l'enfant le résultat des efforts du maître est pratiquement nul.

L'indifférence réciproque et l'antipathie sont des causes d'insuccès dans l'éducation.

L'éducateur peut imposer sévèrement son autorité et ne pas permettre à l'enfant de discuter devant lui les idées et la discipline intellectuelle et morale qu'il lui impose, mais en ce cas l'enfant ne cède qu'à la force. Ce n'est pas là une éducation, c'est une lutte qui aboutit à dresser ou à dompter plus ou moins l'élève sans lui donner d'autre attitude devant la vie que celle de l'hypocrisie ou celle de la révolte hors le cas où l'enfant, étant de type indifférencié, accorde à son maître une obéissance passive et irraisonnée; alors il n'en sera qu'un pâle reflet et n'aura aucune valeur propre.

Mais l'enfant, qui ne s'est par arrêté à l'un des stades de son développement psychologique et qui est différencié, ne s'accommodera que d'une formation concordante avec son type personnel, et tout ce qui ne conviendra point à son genre d'esprit sera pour lui une cause de trouble. Tant qu'il restera phy-

siquement ou intellectuellement le plus faible,
l'enfant de type différencié pourra être dompté
et vaincu. Mais il lui suffira de croître, de se
fortifier et de s'instruire pour prendre sa re-
vanche et affirmer son *moi* soit brutalement
par une rébellion, soit insidieusement par des
questions, des controverses, des discussions
et des arguments puisés dans les philosophies et les doctrines qui contredisent les
enseignements de son maître. Si alors le
principe du libre examen est maintenu et
prévaut sur le principe d'autorité, il n'y a
plus qu'une solution possible : c'est de distinguer les types d'esprit et de classer ces
types en groupes correspondant à des fonctions individuelles ou sociales et de tolérer
le développement des autres espèces pour
d'autres fins et sur d'autres plans.

D'ailleurs les moyens pratiques d'entraînement ne sauraient être les mêmes pour les
enfants à l'intelligence vive, aux perceptions
rapides, doués d'une mémoire prompte et
d'une présence d'esprit continue, et pour les
enfants apathiques et lents qui ruminent les
idées avant de se les assimiler. Ces enfants
cependant possèdent souvent un tempérament intellectuel vigoureux et résistant. A
ceux-là il faut le temps de comprendre, de
méditer, de réfléchir tandis que les premiers

11

happent l'idée, la dévorent en quelque sorte
et s'en nourrissent aussitôt. Les uns sont des
assimilateurs et les autres des *ruminants.*
L'assimilateur apprend vite et n'approfondit
rien, c'est un esprit léger. Le ruminant apprend avec peine, mais il ne laisse une idée
qu'après l'avoir embrassée dans tous ses replis : c'est un esprit philosophique.

L'éducateur doit pouvoir immédiatement
apprécier le tempérament, les capacités et
les dons naturels de chacun de ses élèves. Il
lui faut en outre garder son calme intérieur
en face des enfants afin de bien discerner
leurs forces et leurs facultés et d'en tirer le
meilleur parti possible.

Toute faculté inemployée est dans la vie
une cause de trouble. Les oisifs s'ennuient, les
surmenés s'anémient et s'énervent.

On ne saurait donner la même éducation
aux enfants qui sont doués de facultés pratiques et à ceux qui sont naturellement capables de poursuivre des études abstraites.
Après avoir acquis les premières notions générales et indispensables à toute culture, les
enfants devraient être dirigés, d'après leur
type, vers la voie qui assurera le mieux leur
équilibre physique et le développement de
leur valeur morale.

J'ai observé il y a trois ans un homme d'une

trentaine d'années, employé à la banque, bachelier, instruit et très bon comptable, qui était arrivé à un tel état de fatigue cérébrale qu'il ne pouvait même faire une addition. C'était un type de musculaire sanguin, on le croyait neurasthénique. Je fus vite convaincue qu'il était uniquement victime de son tempérament trop vigoureux et que ses troubles nerveux n'étaient que des impatiences musculaires.

Il ne digérait plus; il ne dormait pas. Je lui conseillai la vie en plein air, la vie rustique. Il eut l'énergie de suivre mon conseil; il alla chez un paysan et vécut en garçon de ferme chargeant les charrettes, soignant les bœufs, labourant et fauchant. En se livrant aux travaux des champs, il recouvra le sommeil et l'appétit; il redevint gai, actif et bien portant.

Actuellement il est dans une grande exploitation agricole, il a trouvé sa voie. Ce n'est plus le neurasthénique en proie à toutes sortes de troubles organiques et cérébraux, c'est un homme robuste qui remplit vaillamment sa tâche. Si on l'eût dirigé à quatorze ou quinze ans vers l'agriculture il eût évité toute cette épreuve.

A d'autres individus marqués de types différents, j'ai pu donner d'autres conseils.

Les tempéraments nerveux et intellectuels trouvent leur équilibre en exprimant par une littérature ou par l'art les impressions les sentiments et les rêves qui les obsèdent, mais il faut prendre garde de s'empoisonner en absorbant leurs rejets littéraires ou esthétiques, quelle que soit du reste la valeur de leurs œuvres.

« Quand je m'ennuie disait Gœthe je fais des vers pour en embarrasser les autres ». C'est ainsi sans doute qu'il créa Werther ; il avait exprimé son état d'âme et toute une génération d'hommes s'épuisa en cherchant à réaliser ce type, tandis que son créateur avait vécu tranquille après avoir rejeté dans son œuvre le venin de son désespoir.

Par l'observation, l'éducateur peut discerner très exactement les idées et les connaissances qui conviendront à ses élèves et la voie dans laquelle il doit les engager.

Ainsi comprise, l'éducation devient une critique des possibilités de l'existence ; elle diminue pour l'enfant les risques, les fatalités et les épreuves de la vie (1).

_____

(1) En Amérique, le professeur Royce de l'Université de Harward attire l'attention des éducateurs sur la nécessité de déterminer correctement l'âge physiologique et psychologique de l'enfant.

« Il faut, dit-il, classer les enfants non en consultant

On cherche actuellement à installer, dans les écoles de Suisse, un système d'observation typologique afin d'orienter très tôt vers l'industrie, l'agriculture, le commerce ou la colonisation les enfants dont la constitution physique et l'esprit pratique s'accommodent mal des études littéraires et scientifiques.

« leur acte de naissance, mais d'après l'examen de leur
« structure et principalement d'après le développement de
« l'épaule, du coude, de la main, du poignet, de la hanche,
« du genou, de la cheville et du pied. De la première en-
« fance à treize ou quatorze ans, il y a un changement gra-
« duel dans la charpente du corps et c'est ce changement
« qu'il importe avant tout de connaître.
« Il y a des milliers d'enfants que l'on envoie à l'école
« primaire quand ils devraient être encore gardés à la ma-
« ternelle, des milliers d'autres que l'on fait asseoir sur les
« bancs du collège ou du lycée quand leur cerveau est
» encore incapable de recevoir les notions que le pro-
« gramme veut qu'on y emmagasine, des milliers enfin que
« l'on admet dans les usines et les ateliers quand ils ne
« sont pas encore assez vigoureux pour supporter les
« fatigues du travail. Il en résulte des générations affaiblies
« dont la vie est abrégée d'avance. »
Et le professeur Rotch demande que l'instituteur et le chef d'industrie soient tenus de soumettre les enfants qu'on leur amène à une inspection qui soit susceptible de déterminer exactement leur âge *anatomique* ainsi que le véritable potentiel de leur vigueur corporelle et cérébrale. Il faut prendre comme base d'appréciation le développement physique et mental de l'enfant et de l'adolescent au moment de leur admission à l'école ou à l'atelier. L'application pratique, dans la pédagogie, de la méthode d'observation typologique est ainsi réclamée par un homme de science et nous souhaitons que les théories de M. Rotch, favorablement accueillies aux États-Unis, soient en France admises par l'Université et par tous les éducateurs.

Spécialiser les êtres d'après leurs aptitudes naturelles, leurs goûts et leurs facultés, c'est le moyen d'assurer, dans la mesure du possible, le développement harmonieux, naturel et sain de toutes leurs forces physiques et morales.

C'est pourquoi nous considérons comme un devoir de former à l'observation typologique les éducateurs de la jeunesse, d'intéresser à ces projets les artistes, les hommes de lettres et les hommes de théâtre qui sont les éducateurs naturels de la foule et de l'élite. Qu'ils créent en leurs œuvres des types harmonieux, et ces types attireront à eux les hommes et les femmes. Ainsi seraient jetés, dans les générations nouvelles, des germes sains et féconds (1).

---

(1) A une production esthétique compliquée, à une littérature morbide et décadente correspond une génération inquiète et névrosée. Les transpositions d'art témoignent d'une perversion des impressions sensorielles et ramènent l'individu aux stades de l'embryogénie psychologique. Un littérateur qui a un tempérament de peintre remplira toute son œuvre de ses sensations visuelles de nuances et de couleurs.

De même un sculpteur, un peintre qui possèdent un tempérament littéraire ne feront jamais que de la littérature : maquettes spirituelles ou illustrations sentimentales, et leurs œuvres resteront toujours inachevées.

Les décadents en général se sont trompés sur leur tempérament parce que leurs facultés n'étaient pas nettement différenciées. Leurs sensations sont interpolées et les organes de leur pensée ne se distinguent plus des organes de leur sensibilité. En eux, les sensations se sont substituées aux idées ; ils sont revenus au stade embryonnaire de la création d'un langage.

Si la régression psychologique continue ce n'est plus seulement à la confusion des images, des formes et des sons qu'ils se trouvent entraînés, c'est à la confusion originelle des appétits et des instincts.

Si l'ivresse ramène les décadents et leurs adeptes jusqu'aux mouvements rudimentaires de la cellule vivante, jusqu'aux mouvements amiboïdes, toute l'éducation séculaire de la race peut être à recommencer.

CHAPITRE IV

LE SOMMEIL, LE RÊVE, L'IVRESSE

La vie est balancée par un rythme perpétuel entre le mouvement et le repos : l'état de veille et l'état de sommeil.

Dans l'état de veille les impressions et les sensations sont contrôlées par les sens ou par la pensée ; les actes procèdent de l'intelligence ou de l'instinct.

Le sommeil est un arrêt momentané de la vie consciente. Dans le sommeil profond toute activité psychologique disparaît ; seule la vie végétative continue (1). Les viscères travaillent alors mécaniquement en dehors des excitations du système cérébral et sensitif.

Je comparerais volontiers l'homme en état de sommeil profond à un animal qui aurait subi l'ablation des hémisphères du cerveau.

_____

(1) Par le jeu du système nerveux sympathique et des vaso-moteurs.

Dans un sommeil plus léger les hémisphères reprennent une partie de leur activité ; alors, sous l'influence de sensations extérieures ou internes, apparaissent les phénomènes du rêve, du cauchemar et du somnambulisme.

Nous avons deux sortes de rêves : ceux de la veille et ceux du sommeil.

Le rêve de l'homme éveillé est une sorte d'ivresse provoquée par l'enthousiasme. Sous son influence, l'homme s'isole si bien du milieu que son imagination lui crée, en dehors de la réalité, un monde personnel qui lui donne l'illusion d'un monde véritable et dont il est le centre.

Le rêve qui se produit pendant le sommeil est une association involontaire d'images et d'idées qui sont le plus souvent mal coordonnées. Au réveil, la mémoire les remet plus ou moins facilement dans un ordre logique, de façon que le rêve offre un sens à l'esprit. C'est ainsi que certains êtres, particulièrement doués, ont eu parfois des rêves prophétiques et que d'autres ont découvert, en rêve, des lois et des principes qu'ils ont ensuite contrôlés par l'expérience.

Il semblerait qu'on dût admettre un *sens du rêve*, sens intime qui serait la manifestation du tact intérieur.

Le rêve est une faculté de la cellule vi-

11*

vante. Effectivement si l'on abolit par l'hypnose la sensibilité extérieure, et si l'on suggère à l'organisme ainsi endormi qu'il a absorbé
tel ou tel agent toxique le poison agit et tous
les symptômes de l'empoisonnement apparaissent. Il faut donc admettre que les cellules
de l'estomac, du foie et de l'intestin ont ima-
giné, par une sorte d'hallucination, toutes
les actions et les réactions chimiques qu'auraient produites dans l'organisme l'absorption
et l'assimilation de la substance.

De même les cellules nerveuses reçoivent,
par suite des vibrations des organes du rêve,
toute une série d'impressions qui conduisent
un être vivant jusqu'à *l'hallucination*. Quelle
est la part des agents physiques et celle des
agents psychologiques dans ces phénomènes?
il est assez difficile de nous en rendre compte.
Mosso a constaté, pendant le sommeil, des
oscillations de la courbe du cerveau, oscillations indépendantes du mouvement de la respiration, mais personne encore n'a pénétré
les raisons du sommeil et du rêve.

La fréquence des psycho-névroses et du
somnambulisme à notre époque oblige le typologue à s'interroger lui-même sur le jeu
vital qui produit le rêve, le cauchemar et
l'hallucination.

L'hallucination diffère de l'illusion en ce

que celle-ci a pour point de départ un objet extérieur, tandis que l'hallucination crée de toutes pièces l'objet perçu. D'après Luys, le siège des hallucinations se trouve dans les couches optiques. Il semble donc que les hallucinations du sommeil soient amenées par la persistance de l'activité des couches optiques qui survit à l'engourdissement des hémisphères cérébraux et des autres parties de l'encéphale. Si l'on admet cette hypothèse, il sera logique d'attribuer une espèce particulière de rêve à chacun des six cerveaux.

La veille elle-même ne serait qu'une prépondérance de l'activité du cerveau proprement dit où s'élabore la volonté et qui, par la conscience, arbitre et dirige les sensations.

Dans le sommeil profond, tous les phénomènes psychologiques sont abolis par rapport à la mémoire parce que les hémisphères cérébraux sont plongés dans un engourdissement semblable pour eux à la mort. Dès lors, ils ne reçoivent aucune des impressions sensitives ou motrices que les autres cerveaux leur envoient. Mais lorsque, sans reprendre le rôle d'arbitrage, ils redeviennent capables de recueillir une impression, ils subissent sans pouvoir les contrôler, les restreindre ou même en garder le souvenir, les rêves pro-

duits par l'activité des autres parties de l'encéphale ou par celle du plexus solaire.

C'est ainsi que, dans le somnambulisme
l'activité des sens supérieurs étant suspen-
due, c'est l'instinct qui devient le régulateur
des mouvements ; alors les ondes sonores,
électriques, ou magnétiques qui déterminent
les vibrations sympathiques dans l'être humain en dépit du sommeil apparent, provoquent des gestes et des actes auxquels la conscience et la volonté sont étrangères.

Le somnambulisme est un rêve en action,
qui exalte les facultés du système nerveux
ganglionnaire, tandis que les facultés du
système nerveux cérébral sont suspendues

L'état de somnambulisme paraît être pro-
voqué par l'exubérance de l'activité du cervelet ou cerveau des muscles pendant l'engourdissement du cerveau conscient.

Le cauchemar est un rêve des cerveaux
inférieurs : bulbe rachidien ou plexus solaire.

Sous l'influence de certaines habitudes mentales ou de certains poisons l'homme a des
songes à l'état de veille : c'est ce qu'on appelle l'ivresse. C'est pourquoi Baudelaire a pu
dire : « Tout homme porte en lui sa dose d'o-
pium naturelle. »

Par l'exagération de la veille qui pertube
le jeu des facultés cérébrales, affaiblit l'orga-

nisme, trouble la digestion, accélère les battements du cœur et exaspère le système nerveux, l'être humain arrive à perdre la faculté de dormir profondément et sa personnalité se dédouble.

Les hallucinations sensorielles sont peut-être plus captieuses sinon plus perturbantes que les hallucinations viscérales. Les premières caractérisent les névroses ; les secondes les neurasthénies. Les unes et les autres sont des signes certains de l'affaiblissement du cerveau conscient.

L'abolition ou l'obnubilation des facultés conscientes dans la veille a pour conséquence une tendance à l'*hypnose* ou sommeil magnétique. L'inactivité mentale se traduit dans la physionomie par une expression d'hébétude, ou encore de vague mélancolie.

Les gens enclins à l'hypnose flottent le plus souvent entre la veille et le sommeil, c'est ce que l'on appelle l'état de *vigilambulisme* dans lequel l'homme n'est pas complètement conscient de ses gestes et de ses paroles, tout en paraissant éveillé. Il suffit alors d'une forte convergence du regard sur un objet quelconque ou de l'intervention d'une volonté consciente pour provoquer, chez l'individu, un des états hypnotiques : léthargie, catalepsie, ou somnambulisme.

Dans la catalepsie, les yeux restent ouverts et fixes, la physionomie inerte et indifférente ; les membres souples conservent sans effort apparent toutes les positions compatibles avec les lois de l'équilibre ; la sensibilité et tous les phénomènes intellectuels et volontaires sont abolis, tandis que la circulation et la respiration continuent régulièrement. Il y a donc engourdissement des hémisphères cérébraux et des centres supérieurs. Si on abaisse doucement les paupières, la catalepsie se transforme en léthargie avec rigidité des membres par suite de l'arrêt des centres moteurs des muscles.

En soulevant les paupières d'un léthargique et en mettant devant ses yeux un objet brillant, on peut le remettre en état de catalepsie. Dans la catalepsie provoquée, la vue et l'ouïe conservent en partie leur activité, ce qui permet de suggérer au sujet des impulsions automatiques ; parfois même le visage prend momentanément une expression correspondante à l'attitude donnée aux membres.

Par une friction légère sur le sommet de la tête on change l'état cataleptique en somnambulisme et, dès lors, en dehors de toute conscience, l'être marche, agit et se dirige automatiquement, comme le font les animaux chez qui le système ganglionnaire prédomine.

La sûreté et la précision des gestes, l'instinct qui porte à deviner et à éviter les obstacles, le maintien de l'équilibre dans les positions les plus bizarres, le mépris absolu des lois de la plus élémentaire prudence, la témérité poussée jusqu'à côtoyer le vide sans avoir le vertige et une sensibilité particulière qui permet de voir à distance et de percevoir des choses inaperçues dans l'état de veille, font du somnambulisme un des mystères les plus préoccupants pour le psychologue et l'observateur.

Le rêve est le premier degré du somnambulisme. Dans le rêve, des images se créent ou s'assemblent ; si ces images se mettent en mouvement, elles produisent des hallucinations et les centres moteurs impriment à l'être endormi un mouvement correspondant : de là les visions de fantômes, les auditions de sons perceptibles seulement pour le dormeur qui les entend et qui obéit aux ordres de ces voix intérieures ou de ces personnages inexistants.

Au réveil le somnambule ne se souvient ni de ses gestes, ni de son rêve et cela tient sans doute à l'engourdissement des cerveaux supérieurs : le cerveau des muscles est resté actif et il a exécuté les mouvements dont il a gardé la mémoire : c'est le rêve ambulatoire.

Si le somnambule répond aux questions qu'on lui pose, c'est que les centres nerveux qui président à la parole sont restés actifs, tandis que les facultés de réflexion et de conscience sommeillaient.

Les personnes qui peuvent maintenir une activité suffisante des cerveaux supérieurs pendant le repos des cerveaux inférieurs sont entraînées à la voyance, au rêve prophétique et intelligible, à l'extase et à la divination [1].

C'est que le cerveau n'est pas seulement le couronnement de l'organisme et le siège de l'activité consciente ; il est souvent aussi le champ d'action de cet *inconscient* dont les manifestations imparfaites sont si variées suivant les individus et les circonstances.

---

(1) Il est raconté dans une antique légende que Cassandre, fille de Priam, avait été toute enfant oubliée un soir dans le temple d'Apollon. Le matin on la retrouva la tête ceinte d'un serpent noué autour de ses tempes et qui lui léchait l'oreille. Le don de prophétie s'était insinué en elle avec ce contact. Cassandre comprit dès lors le chant des oiseaux, le langage des êtres animés et toutes les voix de la Nature.

Cette légende nous montre que les Anciens avaient observé les phénomènes du sommeil et du rêve. Le serpent figure l'activité nerveuse, le fait qu'il était noué autour des tempes indique l'isolement des cerveaux supérieurs tenus en éveil pendant que les cerveaux inférieurs sont inactifs ; dès lors, l'imagination devient la faculté dominante et le rêve se poursuit pendant la veille, prêtant à chaque chose une forme et une voix que Cassandre seule perçoit et interprète. La volupté a fait naître en elle l'ivresse prophétique et l'a douée du sens subtil du rêve.

Dans le sommeil naturel, comme dans le sommeil artificiel et le sommeil magnétique, le *moi* est momentanément refoulé ; l'être est privé de son âme consciente ; seul le principe du mouvement végétatif subsiste et garde sa pleine action. L'âme sensitive, si elle n'est pas totalement annihilée par un sommeil très-profond, prend une vie particulière dont l'intensité varie suivant le cerveau qu'elle tient en éveil et suivant la valeur habituelle ou latente de l'être qu'elle anime.

C'est ainsi que les rêves sont concordants avec le type et parfois même donnent l'explication de certaines bizarreries de la physionomie. J'ai eu l'occasion d'observer une femme jeune encore, très-honnête et fort prude qui avait le souci vague mais constant de revendications féministes dans un milieu qui ne les comportait guère. J'avais été frappée de son masque viril, qui contrastait avec un crâne petit, une oreille délicate et un occiput presque plat. L'œil de gazelle était doux et vague ; la main molle indiquait un tempérament indolent, la paume en était extraordinairement vieille et ridée. D'après ces signes il me semblait que la vie sexuelle devait être plutôt nulle chez cette femme, et cependant l'aspect du corps était voluptueux. La faculté, du rêve organique du plexus solaire s'étendait à tout le système nerveux végétatif et donnait à cette femme, pendant son sommeil, une vie sexuelle qu'elle n'avait point à l'état de veille. Ce tempérament voluptueux s'épanouissait en rêve et se recroquevillait ensuite par la négation de sa sensibilité. Cette personne avait dans la veille un rêve sensoriel et dans le sommeil un rêve sensuel, alors que son *moi* restait neutre, terne et indifférent grâce à l'indolence de son tempérament et sans doute à l'éducation. Cette femme s'indignait intérieurement et s'entêtait dans son inertie quand il s'agissait de certaines idées personnelles et préconçues sur lesquelles elle ne cédait jamais : le masque viril s'affirmait ainsi dans son énergie combattive, mais, comme elle était naturellement douce et passive, au lieu de lutter avec violence elle se taisait en se disant : à quoi bon !

Il y a ainsi des rêves instinctifs. Si un des cerveaux supérieurs reste éveillé le rêve laisse une trace dans la mémoire et ce souvenir n'est que trop souvent, au réveil, l'objet de troubles et de scrupules qui jettent l'individu dans une mélancolie funeste ou dans une excitation psychologique non moins fâcheuse. Il ne soupçonne pas que ces mouvements et ces rêves ont été purement inconscients et que le souvenir qui lui en reste n'est qu'un réflexe de ses centres nerveux supérieurs.

L'éveil incomplet des hémisphères cérébraux peut avoir différentes causes : fièvre, accélération du cœur ou ivresse amenée par de mauvaises distillations intérieures. Suivant que l'ivresse est stupéfiante ou excitante l'être, qui est jeté hors de lui, subit une aliénation passive ou active. Outre les agents de la chimie vitale, il existe des agents naturels qui provoquent des ivresses : tels sont l'opium, la morphine, le haschich, l'éther, l'alcool, le tabac, le café et combien d'autres!

C'est surtout par l'aspect de l'œil, son éclat, sa couleur, la dilatation ou le resserrement de la pupille, la transparence ou l'opacité de la cornée que l'observateur voit s'il y a ivresse et de quel agent elle provient.

La morphine rend l'œil clair et pâle avec une sorte de radiation très brillante ; l'opium donne un éclat sombre et particulier dans lequel on observe une certaine prostration et comme une hébétude; l'ivresse opiacée provoque une contraction de la pupille et donne à l'iris une lumière bizarre. Du reste, le fumeur et le mangeur d'opium éprouvent d'abord une sensation de bien-être et de force ; la stimulation intellectuelle amène des idées gaies et originales; mais cette activité s'éteint comme un feu de paille. Le ralentissement du pouls, l'abaissement de la température, un embarras de la circulation capillaire causent bientôt une stupeur et une prostration plus ou moins évidentes suivant le tempérament et suivant la dose absorbée: si cette dose est forte ou que l'habitude soit prise d'une intoxication fréquente, la peau se marbre de taches violacées et la physionomie devient morne, somnolente et passive.

Que dire des individus rabougris, étiolés, abêtis, usés et tordus par les alcools de toutes espèces ?

L'ivresse est un empoisonnement momentané pour l'adulte et que l'hérédité perpétue dans l'enfant né d'alcoolique, de morphinomane ou de tout être intoxiqué par un stupéfiant ou par un excitant quelconque.

L'homme qui se complaît à renouveler ces empoisonnements de la substance nerveuse finit par changer la nature de son sang; il en altère le mouvement en lui enlevant ses principes ou en les dénaturant; bref il se produit en lui un si grand trouble vital que ses facultés génératives s'atrophient ou se vicient de sorte que ses enfants naissent trop souvent scrofuleux, hydrocéphales, tuberculeux ou arthritiques. Ainsi l'espèce subit de fâcheuses altérations de types.

Le café, pour être si répandu dans tous les mondes, n'en est pas moins dangereux. Il agit sur le diaphragme et les plexus de l'estomac d'où son action gagne le cerveau par des irradiations qui échappent à toute analyse; le fluide nerveux paraît être le conducteur de l'électricité vitale dégagée par cette substance (¹).

Le thé n'influence pas le cerveau, mais l'intestin qu'il endort; aussi son usage donne-t-il le teint blafard, une nervosité mélancoli-

---

(1) « Je ne conseille, dit Balzac, l'abus du café qu'aux « hommes d'une excessive vigueur, à cheveux noirs et « durs, à peau mélangée d'ocre et de vermillon, à mains « carrées, à jambes en forme de balustres ; bref à des her- « cules qui ont l'ambition de faire œuvre littéraire et encore « sur ces fortes constitutions le café produit-il une vivacité « nerveuse qui ressemble à la colère : le verbe s'élève, « les gestes expriment une impatience maladive ; on veut « que tout aille comme trottent les idées ; on devient « braque, rageur, hargneux et disputeur ; on ne pardonne « point à autrui de ne point partager la lucidité dont on « jouit. Si l'on continue d'absorber la maudite boisson « qui accélère tous les rythmes vitaux, on est bientôt en « proie à des sueurs profuses, à des faiblesses nerveuses, à « des somnolences et à des syncopes. Comme tous les poi- « sons, le café amène une dépression organique après une « activité excessive. Chez quelques natures faibles, le café « produit immédiatement la torpeur et ces personnes cons- « tatent que le café les fait dormir. Ces gens peuvent avoir « des jambes de cerf, des estomacs d'autruches, mais leur « plasticité cérébrale ne leur permet point l'usage d'un « excitant, toute substance toxique jouant pour eux au « contraire, le rôle de stupéfiant. »

que et maladive, une tendance à la rêverie
vague et vaporeuse ; il provoque une ivresse
douce et âcre, une trépidation inquiète et capricieuse et son abus mène au spleen.

Quant au tabac, il dépouille l'homme d'une
certaine portion de son énergie et son abus
le conduit à l'impuissance physique en même
temps qu'au rêve sensuel, ce qui déprave à
la fois son imagination et sa pensée. De plus,
le fumeur gêne constamment le mouvement
des différentes muqueuses ; le desséchement
du gosier, l'épaississement de la salive et les
inflammations des membranes amènent l'obnubilation cérébrale.

Mais croyez-vous que le fumeur s'en inquiète ? Dans les spirales de la fumée bleuâtre
toutes les difficultés de la vie s'évanouissent
et la grise atmosphère de sa pensée s'éclaircit
momentanément pour redevenir ensuite plus
asphyxiante et plus brumeuse.

Que cherche l'homme dans toutes ces ivresses sinon l'oubli d'une fatalité immédiate et
le moyen d'échapper à lui-même, au milieu,
aux soucis et aux responsabilités de l'heure
qui passe ?

« L'ivresse jette un voile sur la vie réelle ;
elle éteint la connaissance des peines et des
chagrins ; elle permet de déposer le lourd fardeau de la pensée. On comprend alors com-

ment de grands génies ont pu s'en servir et pourquoi le peuple s'y adonne. » (¹)

Quand il observe attentivement, le typologue s'aperçoit aisément que la plupart des êtres humains sont ivres. Ils sont ivres de quelque substance toxique, ou bien ils sont enivrés par quelques distillations défectueuses ou par l'assimilation d'idées malsaines et de sensations morbides. On peut, en effet, provoquer l'ivresse par la parole, par la musique par une tension excessive des centres nerveux. On s'enivre d'idées comme d'alcool; on se grise de parfums, de sons ou de lumière. Dans l'enthousiasme de la Foi, on ne sent même plus la douleur et le martyre est une ivresse. L'amour en est une autre. C'est le génie de l'espèce qui verse alors à l'individu son philtre d'oubli.

« C'est évidemment une illusion qui met
« au service de l'espèce le masque d'un in-
« térêt égoïste, dit Schopenhauër. C'est une
« illusion de volupté qui fait miroiter devant
« les yeux de l'homme l'image décevante
« d'une félicité souveraine quand il s'imagine
« que la possession d'un seul être lui assure
« un bonheur sans mesure et sans limites. Il

(¹) Balzac, *Théorie des excitants modernes*, tome XX, Œuvres complètes.

« se figure sacrifier à sa seule jouissance sa
« peine et ses efforts, tandis qu'en réalité il
« ne travaille qu'au maintien du type inté-
« gral de l'espèce. »

La théorie de Schopenhauër ne tient pas
compte de l'individu. Pour l'être parvenu à la
pleine conscience de sa valeur l'amour est à la
fois une complémentation et un accomplissement. Il porte l'activité de l'homme à son
terme suprême et fixe les formes de la vie
dans des types nouveaux : C'est ainsi que
le comprend le typologue.

CHAPITRE V

L'Amour apparaît à l'observateur comme la grande énigme de la Vie, car il polarise les êtres et oriente, à la fois, leur activité sexuelle et leur sensibilité morale. L'activité sexuelle dépend de la race, du climat, de l'âge, du tempérament. Elle se manifeste par des signes extérieurs qui révèlent les principales émotions physiques : joie, tristesse, aversion, colère, crainte, angoisse, appétits, besoins, désirs ou passions.

L'activité sexuelle est donc une faculté du *sens vital* ; la sensibilité morale, par contre, relève du *sens affectif* et se manifeste par des inclinations égoïstes ou sympathiques, intellectuelles ou sentimentales.

Ainsi les tempéraments physiologiques servent d'assise à des tempéraments plus subtils et qui sont d'ordre psychologique ; ce sont les tempéraments de la sensibilité : tempérament sensuel, tempérament passionné, tempérament voluptueux et tempérament neutre.

La Volupté est beaucoup plus insidieuse et multiple que la sensualité parce qu'elle est surtout cérébrale et nerveuse, tandis que la sensualité est beaucoup plus musculaire et organique.

La Volupté est une sorte de tact raffiné qui, suivant les êtres, vient de l'un ou de l'autre des sens ou du corps entier. Tous les voluptueux sont des nerveux généralement minces, sveltes, souples, élégants. Je distingue parmi eux des voluptueux du cerveau et des voluptueux de la sensibilité. Les premiers imaginent des impressions, ils en rêvent et ils les réalisent mystiquement en eux. Les seconds éprouvent un besoin de voluptés plus réelles; ce sont des sensitifs, chaque partie de leur système nerveux a la propriété de vibrer, même en dehors de l'impulsion du cerveau qui est le siège de la sensibilité consciente.

Les sensuels sont entraînés, par leur organisme, à un plaisir moins délicat et plus rapide que les voluptueux. Le type sensuel comporte un tempérament musculaire ou sanguin; il est plus fort, plus lourd, plus violent aussi que le type voluptueux

Quant au tempérament passionné, il exa-

gère toutes les sensations, il exalte les sentiments et passe rapidement d'une impression
à une autre ; il est fait à la fois d'amour
et de haine, d'abandon et de jalousie. Le
tempérament passionné correspond le plus
souvent à un tempérament bilieux ou scléreux.

On peut, d'ailleurs, rencontrer des types qui
soient faits à la fois de sensualité, de volupté
et de passion ; ce sont des êtres essentiellement instables et qui sont fort difficiles à
diriger; leurs impressions sont fugitives et
leur harmonie n'est que momentanée.

Quant à l'individu de type neutre, il a peu
ou point de besoins, c'est un flegmatique, un
lymphatique, un indifférent; il peut se passer
de sensations et de sentiments pourvu qu'il
se livre à son indolence naturelle ou à des
travaux utilitaires qui absorbent toute son
activité.

Il y a donc, parmi les tempéraments psychologiques, des tempéraments *idéalistes* et des
tempéraments *sensualistes*. Les impressions
des premiers sont surtout intellectuelles et
sentimentales; les autres s'abandonnent à la
sensation et cherchent des jouissances plus
matérielles et plus immédiates. En effet, la
sensation est d'ordre physique et provient
d'un fait organique tandis que le sentiment

naît d'une idée et entraîne une modification plus ou moins profonde du *moi*.

Le sentiment, pas plus que l'idée dont il procède, n'est susceptible de mesure.

La Psychologie expérimentale n'est et ne peut être qu'un relevé de phénomènes mécaniques. Les expérimentateurs opèrent ordinairement sur des animaux ou sur des malades et ils ne déterminent en leurs sujets que des réflexes, le plus souvent musculaires; l'automatisme de ces réflexes leur sert de loi pour déterminer, en quelque sorte, le système métrique des forces psychologiques. Mais le principe même du phénomène sensitif leur échappe parce que la psychologie est une science morale; les faits qu'elle étudie ne tombent point sous les sens; sa méthode dès lors est essentiellement une méthode critique qui mène à distinguer des types de sensibilité et des familles d'esprit.

Le mouvement psychologique lui-même paraît déterminé par un jeu assez mystérieux d'éléments impondérables qui sont polarisés de telle façon qu'ils s'attirent sans arriver ni à se neutraliser, ni à se confondre. La neutralisation ou la confusion même fugitive de ces éléments entraîne, pour un instant, la cessation du mouvement et l'être humain éprouve alors la sensation du repos.

Mais cette sensation ne dure guère : l'inquiétude, la lassitude la font cesser bientôt ; si d'ailleurs la torpeur se prolongeait la vie psychologique s'évanouirait elle-même avec le principe de la sensibilité qui est la différence des vibrations. Sans vibrations, c'est l'indifférence absolue ; l'homme n'éprouve ni joie, ni douleur, il n'a plus de curiosité, ni de désirs.

La vibration est la suite d'une tension et d'une contrainte. Dans l'ordre psychologique la vibration nerveuse est provoquée par une impression, une émotion ou une idée. L'être cesse alors d'être indifférent et, par là même, il répond à ce qui l'émeut, quand il ne se défend pas contre ce qui le trouble. Mais toutes les choses de la Nature se détendent après s'être tendues en vertu de leur élasticité naturelle. Dans la psychologie c'est la raison de l'expression succédant à l'impression.

L'expression dépend des muscles et l'impression se fait sur les nerfs qui transmettent aux fibres musculaires le mouvement vibratoire. Pour passer ensuite de l'état vibrant à l'état de repos les nerfs et les muscles ont une ondulation.

L'ondulation est une sorte d'oscillation entre le mouvement et le repos, elle se produit

après une détente et elle amène, par différence, une sensation de plaisir.

La volupté est une ondulation prolongée
et c'est pourquoi les hommes ont fait du mot
volupté l'expression supérieure du plaisir.

Plus l'ondulation a de lenteur et d'amplitude, plus l'être qui ondule a l'illusion de la
liberté ; mais les ondulations vont en décrois-
sant jusqu'à ce que l'être soit revenu à son
équilibre. Après ce relâchement la sensibilité
ne pourra vibrer que sous l'influence d'une
impression plus profonde, à moins que la
volonté ne remette l'homme dans sa tension
première.

L'être autonome reprend, par la conscience,
sa tension physique et morale. Cette contrainte de soi-même par soi-même n'est pas le
fait du commun des hommes. Aussi est-il nécessaire qu'ils subissent des épreuves morales
et la contrainte des circonstances pour que
l'amour ne soit pas monotone ou éphémère dans
leur vie. Les voluptueux en effet sont vite
blasés et se cherchent des impressions susceptibles de tendre leurs nerfs quand leurs
muscles sont détendus.

Plus l'ondulation du système nerveux est
lente, moins la vibration le secoue ; plus l'ondulation est rapide et courte, plus il sent de
contrainte. Mais que l'homme arrive à l'illu-

sion de la liberté ou qu'il subisse les troubles
de la passion et les angoisses de la douleur,
toujours l'extrême volupté et l'extrême souffrance se touchent ; l'une et l'autre mènent à
l'extase et à l'ivresse par exaltation ou par
affaissement du système nerveux.

Certains êtres sont vibrants et passionnés,
ce sont les êtres naturellement tendus par
une pesée de substance ou par une contrainte
volontaire ; d'autres sont ondulants et voluptueux, ce sont les êtres de forme. En général
l'homme vibre et la femme ondule ; aussi
l'homme est-il plutôt passionné et la femme
voluptueuse : leurs sensations et leurs sentiments n'ont pas la même origine.

De même que la vibration et l'ondulation,
le mouvement giratoire a son analogue en
psychologie.

En physique, la giration est un mouvement
rotatif résultant de la brusque interruption
d'un état statique par une impulsion étrangère.
Le corps tourne alors sur lui-même avec une
vitesse plus ou moins grande suivant la force
de l'impulsion.

Plus la vibration est intense, plus la giration est rapide, le ralentissement du mouvement menant à sa chute le corps qui tourne
sur lui-même ; l'équilibre n'est maintenu que
par la rapidité du mouvement.

Dans l'ordre psychologique, la giration se traduit par la passion et l'ondulation par la volupté, de même qu'en physique la vibration ondulatoire apparaît sous forme de lumière et la vibration giratoire sous forme d'électricité.

La giration psychologique est souvent déterminée par ce qu'on appelle le « coup de foudre ». La vibration de tout le système nerveux est alors si instantanée et la sensibilité se concentre tellement que l'esprit tourne involontairement sur lui-même en restant fixé sur un point. Le mouvement des muscles, trop brusquement commandé par les nerfs, n'est point alors harmonieux ; les expressions sont multiples et fugaces, les gestes intempérants et maladroits.

Si la giration psychologique est parfois déterminée par un entraînement soudain, elle peut l'être également par un entraînement prémédité : les passions humaines sont soumises à la loi de contagion et les hommes réunis se laissent plus facilement emporter à leurs passions que les hommes qui vivent isolés. Aussi le monde a-t-il inventé des moyens artificiels d'entraînement, c'est la danse au milieu des parfums, des sons et des lumières, ce sont les sports qui mènent au vertige de la vitesse, c'est le flirt qui impose à l'élément giratoire la loi d'une gravitation autour d'un objet qui l'attire sans se laisser approcher ou atteindre : il semble que les mondains ne soient que les derviches tourneurs de la sensibilité.

La giration qui vit du mouvement disparaît avec lui. La passion sensuelle naît rapidement et souvent elle meurt de même. Cependant la jalousie avive la passion comme le coup de fouet sur la toupie maintient ou accélère sa rotation.

La volupté est une sensation que l'on cherche; la passion est un entraînement qu'on subit. Dans l'une comme dans l'autre il y a vibration nerveuse par une émotion ; mais, tandis que la passion fait vibrer brusquement tout le système nerveux végétatif et jette l'être humain dans une giration fatale, la volupté fait vibrer successivement les nerfs sensitifs et provoque des ondulations harmonieuses.

Toutes les vibrations d'ailleurs peuvent être transformées de vibrations giratoires en vibrations ondulatoires et réciproquement. La vibration est d'autant plus rapide que la tension des fibres nerveuses est plus grande après une immobilité plus parfaite. Le plus léger souffle fera vibrer ce qui est très tendu, mais si la tension est trop forte il y aura brisement

et la vie psychologique sera détruite ou sus-
pendue.

Toujours la vibration trop brusque a pour
résultat une souffrance ou un anéantissement
momentané de la sensibilité. Si le système
nerveux ou l'une de ses parties se brise, l'être
humain est menacé de démence ou de paralysie ; si ses nerfs échappent à l'un de leurs
points de tension sensitive, il devient neurasthénique ou névrosé ; si le mouvement vital
se transforme trop fréquemment de mouvement ondulatoire en mouvement giratoire,
l'homme subit une aliénation psychologique.

L'amour résulte de l'attraction magnétique
des corps ainsi que de l'affinité mystérieuse
des âmes. Le sexe d'ailleurs n'est pas toujours
aussi nettement déterminé qu'on le suppose.
L'être humain souffre souvent des énigmes
de sa vie psychologique. Chez les hommes
très évolués et, en particulier chez les artistes,
les poètes, les intuitifs et les voyants l'esprit
et le corps sont parfois de sexe différent.

L'homme-femme possède une essence féminine qui est emprisonnée dans sa propre
substance : c'est sa puissance sensitive, le
moi mystérieux de son *moi* en épreuve. C'est
cet être idéal, cette Psyché immatérielle,
l'âme de son âme, qu'il cherche dans l'amour ;
et, quand il aperçoit une forme qui la lui

rappelle, il se complaît à en faire le miroir vivant de sa propre image intérieure. Il aime cette image et tant que l'illusion dure il est heureux. Mais un des mille riens de l'existence le rappelle à la réalité et voilà que l'image tout à l'heure si belle se trouble, se voile et s'efface. La femme n'est plus la femme de son rêve.

L'homme se désespère ou bien il maudit celle qu'il adorait. Puis il cherche à s'étourdir. La femme qu'il aime est en lui; il ne la rencontrera jamais en ce monde, mais s'il devine le sens de cette énigme et qu'il ne demande pas plus à la vie qu'elle ne peut donner, il se contentera de la femme qui incarne l'illusion de son rêve. Quant à la femme qui est en lui, c'est un précieux élément de valeur et pour quelques-uns c'est le principe même du génie.

Il peut arriver aussi que la femme possède des qualités viriles d'intelligence ou d'énergie. Si elle ignore son mystère elle souffre, car elle ne trouvera point l'homme idéal qu'elle cherche : il vit en elle et il est, en quelque sorte, le *Soi* de son *moi*.

Qu'est-ce donc que le *Soi* et qu'est-ce que le *Moi*?

Le *Moi* c'est l'être visible, le type apparent, la personne qui parle et qui agit extérieurement. Dans une même vie le *Moi* est multiple. Il apparaît comme une ligne brisée faite d'états de conscience successifs dont l'unité n'est réalisée que par la mémoire.

La multiplicité du *Moi* entraîne dans un individu une multiplicité de types et une possibilité de dédoublement.

Le *Moi* et le *Toi* peuvent être, en effet, un même être sous deux acceptions différentes : l'une concrète, et l'autre abstraite.

Le *Toi*, c'est l'être réel ou supposé à qui l'être humain parle dans l'aspiration, dans le rêve ou dans l'amour. Si le *Toi* n'est qu'une projection du *Moi*, l'être se dédouble pour se parler à lui-même et se répondre. C'est là un des plus étranges phénomènes psychologiques ; il mène à toutes les ivresses, à toutes les poésies et à toutes les tentations. La coïncidence d'un type masculin et d'un type féminin dans un même être conduit cet être à désirer un retour impossible à une espèce d'androgynat, quand elle ne le conduit pas à l'idée du *Soi*.

Le *Soi* c'est l'être total, c'est l'entité supérieure, l'inconnu dont l'homme parle dès qu'il tente d'exprimer l'absolu de son *Moi*. Le *Soi* est un produit de la réflexion du *Moi* sur lui-même : l'individu évolué embrasse l'ensemble de ses métamorphoses successives et de ses existences simultanées ; il cherche à réaliser son unité morale en les condensant dans une aspiration suprême qui les résume, les coordonne et les concilie : cette aspiration suprême c'est le *Soi*.

Le *Soi* et le *Moi* sont donc deux parties sensitives d'un même être. Mais il semble parfois que le *Soi* apparaisse comme un élément d'invasion idéale, comme un esprit étranger, comme un parasite psychologique puisque le *Moi* peut en être momentanément possédé ou obsédé. Cependant le *Soi* apparaît surtout comme la conscience arbitrale des états divers qui constituent le *Moi* multiple et, dès lors, il est une lumière dont l'être vivant s'éclaire ou une ombre dont il s'enténèbre suivant les circonstances de sa destinée, la force de son caractère et le sens de ses aspirations.

CHAPITRE VI

PSYCHOLOGIE MASCULINE, PSYCHOLOGIE FÉMININE

Il est indispensable de distinguer la psychologie de l'homme et la psychologie de la femme, car il est impossible d'apprécier suivant une même mesure la valeur de deux êtres si différents à tous égards. Je ne veux pas dire que l'homme soit supérieur à la femme ou la femme supérieure à l'homme ; mais ils sont *autres*. Leur constitution physique, leur sensibilité, leur mentalité sont différentes.

Jamais un cerveau de femme ne pensera comme un cerveau d'homme parce que le cerveau n'est qu'un des pôles de la vitalité et que l'autre pôle influence, par les systèmes nerveux, tous les magnétismes vitaux et tous les éléments psychologiques.

En outre le système ganglionnaire de la femme est plus développé ; la femme est ainsi naturellement plus sensitive parce que ses impressions affectent à la fois et successivement chacune des parties de son système nerveux et que la sensibilité, chez elle, est divisée ; les centres de sensations sont multiples et, par là même, les impulsions spontanées se trouvent fatalement contrebalancées par des hésitations immédiates et des réflexions instinctives. Si la femme se montre parfois capricieuse et fantasque c'est que les impressions contradictoires que ses nerfs subissent à la fois la mettent intérieurement en lutte avec elle-même.

En un instant, elle veut et ne veut plus ; elle combat son propre entraînement au moment même qu'elle y succombe et elle s'effraie souvent de ses propres pensées pour s'en désoler en secret.

Toute en contradiction et trop souvent victime de son organisme, la vraie femme a cependant un fonctionnement psychologique assez simple, si simple même que certaines femmes ont inventé le jeu de la coquetterie pour masquer à l'homme leur fragilité. La coquette se donne le temps de feindre un calme qu'elle n'a pas ou de se reprendre avant de s'être abandonnée. Elle arrive à demander juste le contraire de ce qu'elle désire et à donner le change sur ses idées quand elle en a, et sur ses sentiments lorsqu'elle en éprouve.

Elle se ment à elle-même et s'imagine qu'elle est sincère.

Chez l'homme, la sensibilité est plus musculaire, plus intellectuelle et plus une ; parfois elle naît d'une curiosité, s'avive par une émotion et s'élève en un désir. Lorsque l'homme vibre vraiment il devient timide, embarrassé, silencieux ou maladroit. L'homme habile n'est généralement ni très épris, ni très sincère et cependant la femme se laisse souvent prendre aux paroles que cet homme a répétées maintes fois, avec les mêmes élans, à d'autres femmes qui s'y sont également trompées. Il semble que la femme, si naïve devant un homme habile, ne devienne habile qu'en présence d'un homme naïf et c'est pourquoi le jeu de la coquetterie est si décevant à ceux qui aiment.

Il y a des femmes qui naissent idoles. Dans n'importe quelle classe sociale, à travers toutes les situations, et depuis l'enfance jusqu'à la mort elles sont sans cesse priées, adorées et elles restent sourdes aux prières, indifférentes aux adorations. Elles ont de grandes attitudes, des visages tristes ou calmes ; le fond de leur être est l'ennui. Elles n'ont besoin ni d'aimer, ni d'être aimées, elles accueillent sans plaisir des hommages qui leur semblent dus ; ce sont de belles formes vides, la sta-

tuaire s'en inspire depuis que l'Art existe,
mais ces femmes n'ont pas la moindre idée
des sentiments qu'elles éveillent en l'homme;
il les admire et cela leur paraît si naturel
qu'elles ne s'en émeuvent même pas. Leur
beauté trop parfaite a toute la rigidité d'une
logique imperturbable; quoi que l'on fasse,
l'idole ne s'anime pas.

L'homme qui se croit un dieu impose autrement sa maîtrise, car l'homme est naturellement autocrate et, s'il n'est pas très-supé-
rieur, il se montre vaniteux, arrogant et fort
jaloux de son prestige. Il est né conquérant
et rien ne doit échapper à son joug; si on lui
résiste il s'étonne; si on le discute il s'indigne; il a le sens très précis et très absolu de
son *moi* pour l'opposer à tout et à tous. Si
quelqu'un s'avise de le flatter, il croit tout
ce qui lui est favorable et s'en fait un argu-
ment vis-à-vis de quiconque se permet de
mettre en doute sa supériorité. L'homme d'ailleurs se pardonne vite et aisément tout ce
qu'il fait; il oublie moins facilement les actes
d'autrui, surtout s'il a souffert dans son amour-
propre. L'égoïsme masculin est très différent
de l'égoïsme féminin. La femme s'aime et
l'homme s'admire; aussi la femme est-elle
fort jalouse de tout ce qui touche à sa forme
et à sa beauté, l'homme est surtout pointil-

leux sur ce qui a trait à sa réputation et à son amour-propre.

Cette vanité rend l'homme arrogant et timide à la fois et elle le fait paraître fat ou maladroit.

La femme qui s'aime, c'est la mondaine et c'est la flirteuse. Toutes deux possèdent l'art de varier les moyens de plaire, mais leur jeu est fort différent.

Quelle que soit sa beauté, la mondaine en est sûre et tout son soin est de la contempler jusqu'à sa mort, car elle ne vit que pour elle-même et le monde n'est qu'un miroir où elle va se regardant. Souple et hautaine tour à tour, tendre aujourd'hui, demain cruelle, insatiable d'hommages et d'adorations, elle ne dédaigne nul encens et raille successivement tous ses adorateurs. Elle n'a pour les autres femmes que jalousie et mépris. D'ailleurs elle est aussi fort jalouse de l'homme : il lui appartient ; elle n'admet point qu'il lui échappe et elle le retient à sa cour. Tout amour qui n'est point pour elle l'offusque, l'émeut et l'attire ; elle ne veut pas que l'homme, quel qu'il soit, puisse reconnaître un autre pouvoir que le sien. Elle est, dans l'humanité, comme une monarchie absolue et son charme veut être obéi. Elle se cherche toutes les formes et la mode, à travers toutes ses variations, ne doit répondre qu'à son désir d'être vue et de s'admirer.

La flirteuse, au contraire, possède la forme la plus changeante et la beauté la plus mobile, rien n'est fixe en elle et sa beauté est surtout une beauté d'expression. Elle a l'art d'attirer les hommes qui portent en eux quelque rêve de la femme et, à chacun d'eux, elle représentera ce qu'il cherche et fera venir de l'inconnu l'image qu'il désire. Sa puissance résulte de l'illusion perpétuelle qu'elle sait leur donner. Un homme se persuade qu'elle l'a distingué entre tous et qu'elle l'aime, alors qu'au même instant elle fait naître en d'autres hommes la même pensée. Ce n'est pas qu'elle ait jamais songé à donner quelque chose d'elle à aucun de ses admirateurs, mais sa curiosité s'est satisfaite d'avoir surpris quelque rêve viril pour comparer les divers sentiments dont elle est l'objet. L'art fatal dont elle est douée lui permet de distinguer, en chaque homme, le songe qui le hante et de laisser chacun surprendre en elle l'image vivante de ce songe. Au milieu de dix hommes qui lui sont tous également indifférents, sa forme sera si changeante qu'au même moment elle aura répondu à leur rêve secret et chacun d'eux restera persuadé qu'elle est éprise de lui seul; cependant elle ne

pense à aucun en particulier. Elle cherche
seulement à se donner à elle-même des impressions factices et multiples et elle sa-
voure en secret les joies vaniteuses de la
conquête. Le flirt est pour la femme un plaisir
raffiné qui dilate ses nerfs et la maintient en
belle humeur.

Le type de la flirteuse est variable ; mais
toujours sa silhouette est svelte, sa taille
souple, son visage mutin. Elle sait s'accommoder au temps, aux circonstances et aux
caractères. Elle joue d'elle-même et se joue
des autres sans émotion comme sans scrupule.

A la mondaine et à la flirteuse correspondent les types masculins du fat et du séducteur, ce sont deux hommes qui s'admirent
et qui ne doutent jamais ni de leurs succès,
ni de leur pouvoir.

Le fat est un vaniteux fort occupé de sa
personne et qui ne manque jamais l'occasion
de faire son propre éloge, ni d'imposer sa
nullité comme une indiscutable puissance. Il
est fier de son vêtement, de son luxe, de sa
fortune, de sa figure, de ses relations, en un
mot de tout ce qui lui est extérieur, de tout
ce qui se voit ; il n'a pas la moindre valeur
intime, mais il ne doute jamais de sa supériorité, il en parle et s'en vante sans mesure,

inconscient qu'il est du ridicule de son attitude et de la futilité de son discours.

Le séducteur est un homme adroit qui feint toutes les émotions sans en éprouver aucune et qui sait persuader les femmes parce qu'il ne pense jamais un mot de ce qu'il leur dit. Il se lie sans hésiter par des serments auxquels il ne croit pas et qu'il a jurés maintes fois avec le même ton de sincérité et les mêmes élans spontanés. C'est un comédien : il a la faculté de s'identifier à son rôle au moment même où il le joue. Trop artiste pour être vraiment ému, trop habile pour être sincère il feint l'émotion avec une admirable harmonie de gestes; il s'écoute parler et le trouble de la femme l'excite comme l'applaudissement exalte l'acteur.

La femme veut que l'homme soit ou tout au moins paraisse actif; autrement elle le méprise et le repousse, à moins qu'elle ne soit mère, car l'amour maternel est le seul qui soit indulgent et qui ne trompe jamais.

La mère est une femme qui aime et se dévoue; mais il ne suffit pas d'avoir des enfants pour être mère ; il est des femmes qui naissent marâtres et qui ne peuvent souffrir leurs propres enfants; d'autres femmes ont l'instinct et la passion de la maternité sans avoir jamais eu d'enfants.

Est-il donc une femme dont on puisse dire à première vue : C'est une mère ! Oui certes ; et les enfants, si petits soient-ils, ne s'y trompent pas ; ils reconnaissent le sourire aimable, le regard caressant, l'attitude affectueuse et cette bienveillance naturelle qui caractérisent les mères. Ils témoignent instinctivement leur sympathie à la femme, jeune ou vieille, qui leur paraît maternelle, tandis qu'ils pleurent ou s'irritent si une femme de caractère indifférent ou hostile essaie de les approcher.

La mère se dévoue toute entière à l'avenir des êtres qu'elle aime ; c'est qu'elle est animée d'une foi inébranlable : elle ne tire point vanité de l'intelligence de son enfant, elle ne l'humilie jamais : elle se garde de l'enorgueillir ; il ne soupçonne certes pas qu'elle peut le comparer aux autres.

L'amour maternel, en effet, n'a rien de commun avec l'amour-propre de ces femmes qui veulent imposer à tous l'admiration de leurs enfants. Celles-là les élèvent surtout en vue de l'effet qu'ils peuvent produire et des compliments qu'elles espèrent en recevoir.

Il y a en ce monde beaucoup plus de gens qui s'aiment que de gens qui savent aimer.

L'homme qui aime recherchera toujours son accomplissement bien plus que celui de la

femme ; mais souvent la femme s'estime heureuse, si elle permet à l'homme d'accomplir
une destinée. Elle est alors une amie ou une
inspiratrice.

L'amie est une femme que l'homme ne
peut ou ne doit pas aimer. Elle a des devoirs
dont elle ne veut pas se détacher, ou bien elle
n'est ni jeune, ni belle. Son dévouement
pourtant est aussi grand, et peut-être plus
sûr que celui de l'amour. C'est de cette amitié
que les casuistes redoutaient l'influence au
temps où ils discutaient de la direction des
âmes. Les psychologues modernes continuent
d'étudier comment la femme peut passer de
cette amitié à l'amour, car le grand préjugé
de la vie sentimentale est toujours qu'entre
l'homme et la femme il ne saurait exister
d'amitié.

Cependant il y a un type de l'amie ; il tient
à la fois de la mère et de la sœur :

Confidente, conseillère, consolatrice, elle
ne demande rien et donne tout son dévouement pour la seule joie de se dévouer. C'est
dans ce rôle que se manifestent le plus simplement les vertus de la femme et sa puissance d'abnégation. L'amitié féminine contient
toujours une nuance de culte et d'adoration.
L'amitié est un sentiment plus stable que l'a-
mour ; elle est à l'origine de tous les attache-

ments durables et si elle ne reste pas au fond de leur sentiment, l'amante ou l'épouse n'auront que des accès de passion ou d'humeur sans rien témoigner à l'homme dans l'intervalle que de l'indifférence ou de l'hostilité.

L'épouse et l'amante sont deux catégories sociales dont l'une a l'avantage ou l'inconvénient d'être légale. Encore est-il qu'une maîtresse peut donner à l'homme tous les ennuis d'une union régulière et que, dans le mariage, le sentiment peut être aussi spontané que dans l'aventure.

La femme est plus intuitive et plus imaginative que l'homme. La raison, la logique sont des facultés masculines et si la femme, en vertu de sa seule intuition, trouve du premier coup la solution d'un problème sans avoir recours au raisonnement, l'homme au contraire s'efforce de le résoudre par l'analyse et use volontiers de la logique déductive pour asseoir sa pensée ou motiver son impression. L'homme comprend, la femme devine; l'homme raisonne et la femme juge d'après sa sensibilité. Elle vit par le cœur et par les sens bien plus que par le cerveau, à moins qu'elle ne présente un type d'intellectuelle.

L'intellectuelle est une femme qui lutte. Sa psychologie n'est simple que si elle est intellectuelle par tempérament, car alors la Nature l'a faite pour la vie cérébrale. Mais si par nécessité elle se contraint à cette vie, la femme souffre. Elle a des aspirations qu'elle doit refouler continuellement et qui la brisent; en travaillant comme ferait un homme, elle réduit à néant ses facultés d'intuition pour développer sa mémoire qui doit lui servir de raison et suppléer aux idées abstraites qu'elle ne saurait concevoir. Dès lors elle est la proie des programmes; son cerveau devient un appareil enregistreur de formules et de théorèmes et elle force son tempérament voluptueux ou sensuel à devenir neutre ou à le paraître. La scientiste n'est généralement pas une femme aimable; elle manque de souplesse et de grâce. Elle devient facilement moqueuse, dénigrante, envieuse, ironique et manifeste ce qu'on appelle « la jalousie de métier. »

L'intellectuelle qui cherche à se libérer des traditions combat l'homme par principe parce qu'il la dédaigne ou parce qu'elle le méprise. Elle lutte contre la société soit par instinct de conquête, soit par dépit. Type peu tendre, physionomie intelligente, énergique et vindicative, cette intellectuelle révolutionnaire et féministe a des qualités plutôt viriles. Sujette aux défaillances inséparables d'un défaut

d'équilibre organique et aux nervosités d'un
tempérament tendu à l'excès par les contraintes et les surmenages, elle gémit de ses faiblesses physiques ou morales quand elle se
croit seule, elle en rougit si on l'observe et
s'exaspère quand on s'en aperçoit. Très am-
bitieuse, elle tend à substituer l'homme partout et se déclare sa rivale.

Au contraire de l'intellectuelle, la femme
intelligente aime à se faire l'auxiliaire de
l'homme qu'elle seconde dans ses travaux.
Elle développe en même temps sa valeur
personnelle de telle façon qu'elle soit l'inspiratrice de l'œuvre, tout en s'effaçant assez
pour en laisser à l'homme toute la gloire.

C'est que la vraie femme a surtout l'orgueil
de la gloire de l'homme; elle aime mieux le
seconder que le conduire. Est-elle intelligente?
si elle a la chance de rencontrer un homme
supérieur elle devient aussitôt sa collabora-
trice et se réjouit de n'être que son ombre.
Parfois l'intellectuelle répand un charme
mélancolique et étrange. Rarement jolie elle
séduit souvent par le mystère qui est en elle
et qu'elle ne devine pas toujours. L'expression de son visage est timide ou dure; le
front haut, bombé, serré aux tempes, révèle
des facultés de réflexion et de logique. Le
regard est en quelque sorte tourné vers le

dedans ; la face le plus souvent émaciée présente des pommettes saillantes, un menton carré et maigre, un nez aux narines peu ouvertes.

L'intellectuelle et la flirteuse se signalent en général par l'insuffisance de leur tempérament féminin et c'est cette insuffisance qui les porte à affirmer un type qu'elles croient viril ; c'est par là qu'elles exercent un prestige sur certains hommes qui s'imaginent trouver dans une forme féminine ce qu'ils ont en eux. Après avoir été quelque temps abusés par le mirage, ces hommes reviennent de leur illusion, mais au cours de leur expérience ils ont perdu le culte de la femme et le plus puissant ressort de leur énergie morale est à jamais brisé.

Trop de femmes à notre époque s'absorbent dans l'analyse minutieuse de leurs sensations les plus subtiles et, préoccupées d'elles seules, vivent en dehors de toute idée de dévouement, au milieu de tristes et de stériles inquiétudes. Elles se plaisent à revendiquer tous les droits, même celui d'intéresser les naturalistes aux phénomènes psychologiques dont elles découvrent l'existence en prêtant attention aux moindres mouvements de ce qu'elles nomment « leur sensibilité ». La vérité, c'est qu'elles sont insensibles et incapa-

bles d'éprouver les sensations naturelles et
fortes de la vie. C'est pourquoi elles recherchent les sensations artificielles et substituent
la mélancolie de l'ivresse à la poésie des
générations saines et vigoureuses. Par là
même augmente le nombre des hommes en
proie à ce que le docteur Trélat appelait la
folie lucide ; la femme névrosée rend l'homme
neurasthénique en l'obligeant à des gestes
inharmoniques, à des tentations et des dé-
ceptions constantes.

En notre époque où chacun est à la recherche d'une raison d'être et de durer, dans ce
siècle de nomadisme et de flirt où le foyer
familial s'élève par un caprice et s'éteint
avec lui, les types de l'homme et de la femme
d'esprit droit et de sensibilité saine deviennent de plus en plus rares. Regarder brave-
ment la vie telle qu'elle est avec ses joies et
ses épreuves sans s'exagérer ni les unes ni
les autres; ne pas lui demander l'impossible,
mais lui faire produire tout le possible, cela
n'est plus chose commune. La sensibilité artificielle s'est substituée partout aux sentiments
vrais tandis que le féminisme, qui est bien de
tous les systèmes le plus néfaste à la femme,
oppose de toutes parts les droits de la femme
aux droits de l'homme et s'efforce de diviser
deux formes de la vie qui tendent spontané-

ment à se réunir parce que, dans l'isolement, chacune d'elles reste incomplète et
fragile, la nature les ayant faites étroitement dépendantes et solidaires, afin qu'elles
trouvent l'une par l'autre leur plénitude et
leur accomplissement.

CHAPITRE VII

TYPE INDÉPENDANT ET TYPE TROUPEAU

L'être humain naît susceptible d'une valeur; mais toutes les valeurs ne sont pas de même nature. Il n'est pas donné à tout individu de développer une valeur personnelle et absolue. Le plus grand nombre ne peut atteindre qu'à une valeur collective et même à une valeur d'emprunt.

Si ces deux ordres de la valeur sont d'un prix fort inégal, ils n'en sont pas moins nécessaires à l'harmonie des sociétés.

La loi de la vie et de l'évolution semble procéder, dans tous les mondes, de l'attraction qu'exerce l'élément libre sur les éléments neutres ou faiblement polarisés. Dans les plus petits conglomérats vivants, molécule, cellule, famille, ce sont des êtres libres qui font les mutations : ils déterminent, dans le milieu, des actions et des réactions nouvelles.

Un simple changement d'orientation dans

les atomes d'une molécule lui confère d'autres propriétés et d'autres caractères. Toutefois les variations ne sont pas aussi faciles à fixer qu'on pourrait le croire. En effet elles permanent ou elles disparaissent suivant la force et la valeur de l'élément qui les produit et suivant l'état du milieu.

Si l'élément libre naît dans un milieu très fortement constitué, il y est étouffé, annihilé ou neutralisé. A peine réussit-il parfois à s'y maintenir à l'état de ferment qui pourra se développer comme germe quand le milieu commencera d'entrer en décomposition. Jusque là, par suite des habitudes prises et grâce à la constance du milieu, les éléments ne se dissocient que pour se reconstituer : c'est ainsi que les bactéries ne se résolvent en microzymas que pour reformer des bactéries identiques, que les molécules ne sont réduites en atomes que pour se combiner de nouveau pour refaire des molécules semblables, que les familles ne se divisent en individus que pour multiplier des familles pareilles.

Mais survient-il, dans le milieu trop épuisé pour garder sa constance, quelque élément indépendant, quelque type de valeur qui attire, pour les entraîner et les grouper autrement qu'ils ne le sont, tous les éléments neutres et tous les éléments moins active-

ment polarisés ceux-ci sont invinciblement
attirés par ce qui est nouveau, libre et fort.

« Je suis venu séparer le fils du père et la
fille de la mère » dit le Christ et la famille
fut réduite en individus isolés ; chaque élément fut libre de suivre son attraction personnelle : la plupart des individus ne pouvant
rester isolés se réunirent sous prétexte de
suivre le Christ, et peu à peu aux anciens
groupements de la *gens* et de la cité antique
succédèrent ceux des églises. L'habitude
sociale se reforma donc très vite et les types
qui avaient été modifiés, se classèrent dans
une hiérarchie nouvelle. La famille chrétienne fut polarisée de la terre au ciel alors
que la famille antique était constituée sur un
plan terrestre et la base même de l'ordre an-
cien : l'esclavage disparut. Cependant lorsque les éléments libres cherchèrent à se faire
jour et à entraîner les âmes, ils ne furent ni
moins combattus, ni moins comprimés.

Quand je serai-là haut, avait dit le Christ,
j'attirerai tout à moi ; mais il avait eu soin
de s'ascensionner dans un monde inatteigna-
ble comme il avait eu soin, pendant sa vie,
de se distinguer de la foule.

Ainsi doit faire tout individu vraiment libre
s'il entend maintenir son indépendance et
garder son autonomie ; c'est là une nécessité

pour l'homme qui a le sens de sa valeur propre et du témoignage qu'il en doit faire. L'élément libre qui a déterminé tout un nouveau jeu d'attraction est fatalement envoûté par les éléments qu'il groupe si ces éléments deviennent cohésifs et l'enveloppent. S'il se laisse retenir par les éléments qui vont à lui il devient prisonnier de ces éléments, il n'est plus que le noyau de leur masse; il s'est logé dans une société de fidèles qui l'absorbent. S'il prétend rester autonome, il faut qu'il échappe à ses liens : c'est, dans le monde physique, la raison des explosifs et des radio-activités et, dans le monde psychologique, celle de l'indignation et celle du charme.

On peut comparer la colère à une explosion : l'élément virtuel brise alors ce qui prétend le retenir. Le charme est l'analogue du pouvoir radio-actif : l'être virtuel laisse fluer ses rejets et ses rayons; il abandonne ces apparences à ceux qu'elles attirent tandis que lui-même reste impénétrable et en dehors des éléments qui s'orientent sur sa lumière.

Le type indépendant s'isole de tout et de tous à l'insu même des gens qui l'entourent. Il se prête aux rapports, il se donne même; mais il ne se confond jamais et ne se laisse point absorber.

Le type indépendant peut orienter les éléments faibles, lui-même ne s'oriente que d'après les lois particulières de son magnétisme intime ; il ne subit pas les régimes, il s'y soumet de son propre gré ou les domine (1).

Les caractères de dépendance ou d'indépendance du type se marquent dans le front, mais aussi dans les autres traits, dans la physionomie, dans l'attitude et surtout dans le regard.

L'œil est la lampe mystérieuse dont s'éclaire le *moi* actuel ou permanent d'un être. Si l'œil est lumineux le corps et l'esprit sont harmonieux ; si l'œil est trouble, vague ou éteint, l'individu n'est que mensonge, timidité ou tristesse ; si l'œil est plein d'un feu sombre, les passions sont âpres et ardentes.

---

(1) « A mon avis, dit Alexandre Dumas fils, il y a trois ou
« quatre moules dans lesquels la Nature jette les hommes.
« La plupart prennent la forme précise du vase, c'est
« l'homme ordinaire avec quoi on fait le troupeau ;
« quelques-uns chez qui la Nature a été plus prodigue, font
« prêter le moule, le font craquer quelquefois, c'est
« l'homme supérieur avec quoi on fait les bergers. Les uns
« et les autres, l'observateur les reconnaît et les classe
« selon certains signes auxquels ils ne peuvent se soustraire.
« L'homme qui possède certains de ces signes, fût-il au
« dernier échelon de la société, montera au sommet. La
« grande fatalité, c'est-à-dire l'utilité dont il doit être dans
« le mouvement humain, l'a marqué au front. » *Nouvelle
lettre de Junius*. 23 janvier 1871.

Si l'œil est seulement limpide, il peut n'être qu'un miroir plus ou moins fidèle où se reflètent des images. Mais si l'œil est clair, transparent et profond, sans dureté ni langueur, il laissera passer la lumière. La clarté du regard révèle le semeur ou le charmeur comme l'œil froid révèle le dominateur, le directeur et le dompteur.

C'est par l'œil que s'accusent la puissance magnétique de l'individu libre, la servilité et la passivité du type troupeau, les révoltes ou les contraintes de l'être indépendant. Mais il n'y a pas que la lumière des yeux qui indique la valeur de l'individu : un front qui rayonne, un sourire éclairant des lèvres qui s'entr'ouvrent, le charme de la voix et du geste viennent renseigner l'observateur et lui permettre de lire des âmes qui se croyaient impénétrables parce qu'elles n'étaient pas devinées.

L'indépendant n'est pas d'ailleurs incapable de se plier à une discipline ou de tenir compte des autres.

L'individu vraiment libre sait être maître de lui-même et respecter l'ordre social tout en suivant la loi de son évolution : c'est, de sa part, une diplomatie qui se manifeste par une prudence et aussi par une harmonie de langage, d'attitude et d'action.

Toutefois il y a des bègues de l'intelligence, hésitants ou timides, dont le langage comme le geste est embarrassé et qui ne trouvent que fort difficilement l'expression de sensations souvent trop vives ou trop profondes; des boiteux de l'entendement étourdis, imprévoyants ou névrosés qui sans tenir compte des circonstances s'engagent dans une voie sans savoir où ils vont, marchant à tous risques et presque toujours à contre-temps. Tous ces douteurs, ces scrupuleux, ces mélancoliques, sujets à des éclipses mentales plus ou moins fréquentes, sont souvent des indépendants qui ont été refoulés ou brisés par le milieu qui ne les comporte ni ne les comprend. Les mouvements de ces êtres sont inharmoniques, brusques ou inachevés, leurs gestes sont gauches, inopportuns et maladroits; leur démarche est guindée, sans légèreté, sans aisance, tantôt trop lente et tantôt trop brusque. Leur attitude est bizarre et manque de naturel, souvent extravagante, toujours singulière. Et cependant, à regarder attentivement ces êtres, on découvre en eux les signes d'une supériorité incontestable; ils sont intelligents et doués de facultés artistiques ou littéraires : ce sont même souvent des psychologues très pénétrants; mais la pondération, la stabilité leur manquent pour

témoigner de leur valeur. Une tendance à la
rêverie vague qui disperse leur esprit au lieu
de le concentrer, un défaut d'attention, une
lenteur de compréhension, le caractère im-
précis de leurs sensations, un désir de tout
examiner en détail, les jettent dans un état
de perpétuelle inquiétude. Cette angoisse, à
la fois physique et morale, les empêche d'affirmer leur personnalité, mais ils n'en éprouvent pas moins une grande difficulté à se
plier aux habitudes de la vie sociale et à suivre une profession. Il semble qu'ils essaient
maladroitement de remplir des fonctions psychologiques dont ils n'ont point les organes,
ce sont des individus en état de métamorphose et qui manifestent parfois l'évolution
de la race, du genre et de l'espèce vers une
ancestralité très ancienne ou vers un avenir
encore éloigné. Par là même, ils sont pour
ainsi dire hors séries : ce sont des dégénérés
qui cherchent anxieusement à se retrouver
un genre, ce sont des infirmes si on les compare aux spécimens vigoureux et nuls du
type musculaire, ce sont des impuissants si
on les compare aux individus vraiment libres,
indépendants et forts ; cependant ils ont une
valeur réelle, indiscutable. La plupart du
temps ces génies incomplets ou mal incarnés
font, à leur détriment, varier les idées et les

hommes. Leur vie précaire semble démontrer qu'un stade de cette sorte est indispensable entre deux phases de l'évolution.

Ces individus sont incapables d'exercer un contrôle efficace sur la réalité des conceptions et des perceptions qui s'imposent à eux. Leurs réflexes cérébraux ne sont plus coordonnés et leur énergie nerveuse diminue par suite de l'affaiblissement du système nerveux végétatif. L'arthritisme est un terrain favorable à ces troubles surtout quand l'arthritique est émotif, impressionable et dénué de volonté.

Lorsque les hommes de ce type arrivent à se dominer et à gouverner leurs impressions au lieu de se laisser conduire par elles, ils échappent à leur fatalité et conquièrent leur autonomie. Alors loin de perturber le milieu ils le transforment ; leur action devient, par là même, bienfaisante pour eux et pour les autres.

Si l'élément indépendant ne fait que troubler l'ordre naturel des évolutions vivantes, son action est si brusque et si inattendue que tout en paraît désorbité ; mais les éléments neutres, auxquels il a momentanément fait perdre leur orientation habituelle, reprennent assez vite leur équilibre, parce que l'élément perturbateur n'est capable ni de les grouper, ni de les fixer.

Les types perturbateurs présentent tous les signes de la volonté instinctive et de l'énergie brutale : menton carré et prognathe, figure courte, traits ramassés, pommettes saillantes, nez épaté, front fuyant généralement un type de chien tapageur ou maussade.

Je reconnais deux sortes de types perturbateurs : les types *errants* et les types *cahotiques*.

Les types errants sont des bohèmes incapables de se plier à quelque travail ou de fixer leurs idées, types d'utopistes sans conviction et de doctrinaires versatiles qui « crient » contre la société parce qu'elle ne les rente pas. Ce sont des déclassés, des ratés, des nomades par habitude bien plus que par tempérament.

Les types cahotiques sont des fous à peine lucides qu'on laisse circuler tant qu'ils ne font de mal qu'à eux-mêmes et qui servent aux ambitieux pour les mauvaises besognes. Souteneurs, émeutiers, faiseurs de grève ou meneurs d'orgies, ils sont apaches à leurs heures et généreux à leur manière. Ils ne sont pas seulement aux bourses de travail, aux clubs ou dans la rue, on en retrouve aussi dans le monde et quelquefois ils tiennent salon.

Si l'élément perturbateur d'une société n'a qu'une valeur relative et une action éphémère

il n'en est pas de même du semeur et du
charmeur quand ils se servent de leur puissance ; du directeur, du dominateur et du
dompteur quand ils imposent leur volonté.

Le semeur porte tous les signes de l'énergie
et de la générosité. Le regard est clair, le
front serré aux tempes, proéminent au-dessus des yeux, les narines vibrantes et ouvertes, les lèvres un peu fortes, le menton fuyant :
cet être a plus de bonté que de prudence,
c'est un déperditif ; il manque d'esprit pratique et il se dépense comme il dépense, tout
naturellement et sans compter.

Le charmeur a l'œil prenant, les traits harmonieux, bien que souvent irréguliers, la
bouche souriante, le front lumineux, le geste
doux, l'attitude souple ; un attrait rayonne de
tout son être, même à son insu. S'il n'est pas
un orgueilleux ou un fat, il vous charme
sans songer à vous charmer.

Le semeur ne groupe point les éléments car
il passe après avoir jeté ce qui est en lui, au
hasard des circonstances : c'est un indépendant et il ne s'occupe point de recueillir les
fruits de ses pensées ou de ses gestes. Le
charmeur entraîne les éléments, son magnétisme les oriente, mais il ne les ordonne
pas.

Le type directeur au contraire sait devenir

le centre de gravitation d'un système. Ses facultés de volonté, de logique et d'organisation, s'accusent dans le menton carré et le front bombé; l'œil étincelant trahit l'énergie intérieure; les traits bien dessinés, le visage long, la stature droite révèlent la puissance et la personnalité. Cet homme sait et fait ce qu'il veut; il possède assez de charme pour faire désirer sa maîtrise, assez de force persévérante pour l'imposer et la maintenir.

Le dominateur a le regard dur et froid, les traits serrés, les lèvres minces, le front vaste; on sent un être irréductible dans son attitude altière, dans son visage rigide et dans ses gestes hautains. Il fixe les éléments les cristallise et les met en ordre; mais il arrête leur évolution, car tout mouvement, en dehors de sa propre impulsion, lui est odieux.

Le dompteur est plus musculaire, plus vaniteux, plus souple aussi; sa brutalité ne va pas sans un certain charme. Il a l'instinct de la puissance comme le dominateur en a la volonté. Mais si l'un et l'autre sont maîtres des neutres et des faibles ils sont rarement maîtres d'eux-mêmes. Le vrai type directeur seul a la faculté du pouvoir; c'est le type des hommes d'état; mais le charmeur et le semeur sont en réalité les plus libres des types indépendants.

Quant au type troupeau, il est aussi vulgaire que multiple.

Regardez ces gens : ils n'ont pas de physionomie particulière, l'expression de leur visage est morne, leurs yeux ternes, leur figure ressemble à celle de tout le monde, et qui en voit un les voit tous. Ils font masse et ne s'analysent pas. Les traits sont vulgaires, l'attitude commune, la démarche banale ; on sent qu'ils ne pensent à rien et que leur crâne étroit enferme un cerveau vague, incapable des appétits multiples et des instincts vigoureux de la brute, mais susceptible des'emplir d'ivresse à la première occasion. Ces êtres ont figure humaine ; cependant, à l'instar des moutons de Panurge, ils sauteront tous dans l'abîme si un meneur les y entraîne.

A notre époque, ces types neutres donnent, par leur nombre, une valeur fictive à qui les conduit, surtout si ce conducteur est un parasite sans scrupule et habile à profiter des circonstances et des gens.

Le parasitisme assure le triomphe facile des médiocres, car un parasite profite du milieu créé ; il n'a point à lutter contre les risques d'une vie personnelle.

Repu ou famélique, il est toujours importun. On trouve en lui tous les signes de la

vulgarité et de l'audace obséquieuse quand
il n'est pas marqué des stigmates du vice et
des caractères les plus dégradants.

Les parasites sont souvent des déchus ;
quelques-uns ne manquent pas d'une originalité et d'un certain esprit qui font supporter
leur présence, lorsqu'elle ne se prolonge
pas.

Bien des misères, bien des déboires, bien
des attentes trompées se cachent sous ces apparences. Ces êtres ne sont ni complètement
neutres, ni complètement libres et ils ne peuvent ni s'orienter sur un seul point, ni gra-
viter autour d'un seul centre. Surtout, ils
manquent de l'énergie et de la fierté qui rendent l'effort libre et fécond.

En général, ils ont le regard fuyant et
sournois, la face étroite, les cheveux rares,
la peau sèche et la chair molle : ce sont
des tempéraments indolents avec des appétits nombreux, des besoins de luxe et de bien-
être qu'ils satisfont, soit en exploitant les
pauvres, soit en imposant aux riches leur présence et même en se rendant indispensables
à qui s'est juré de s'en débarrasser.

Il faut se garder de confondre le type
orienté avec le type troupeau.

Le type *orienté* est celui de l'homme qui
se soumet volontairement à une discipline

en se rendant compte de la nécessité des hiérarchies et des fonctions sociales. Il ne porte pas l'empreinte de la servilité, et cependant on comprend qu'il obéit sans trop de peine afin de s'éviter des risques, des soucis et des responsabilités. C'est un être aimant, timide et dévoué qui doute trop de lui-même pour affirmer son indépendance et qui, cependant, a trop de loyauté, de sincérité et de fierté pour accepter tous les jougs et faire toutes les corvées. Sa physionomie est intelligente et douce, sympathique et attirante comme celle du bon chien fidèle. Mais, malgré son air affable et quelque peu indolent, on sent que l'indignation peut lui rendre une énergie dont il est prudent de se défier si l'on n'est pas soi-même le centre d'orientation ou d'attraction qui le fixe. L'homme orienté n'est point un parasite, et ce n'est certes pas un type neutre, mais il manque de l'audace et des qualités vigoureuses qui feraient de lui un indépendant. Il appartient toujours à une école, à un parti, à une doctrine, à un système qui orientent son esprit, son âme et ses gestes. Il parle, il agit, il pense comme ceux qui partagent ou qui font naître ses opinions, ses sentiments ou ses idées.

Quant à l'individu autonome qui a conscience

de sa mission et qui vit pour semer ou pour faire croître les germes mystérieux qu'il porte, il est toujours l'expression d'une grande force indépendante et libre. Il ne subit pas d'autre loi que celle de son évolution personnelle et on sent, en le voyant, que l'on est en présence de *quelqu'un* car son front, ses yeux ou ses lèvres rayonnent, à moins qu'il ne voile l'éclat de sa lumière sous un masque dur que l'observateur doit soulever, ou sous une impassibilité somnolente dont il faut pénétrer et quelque fois respecter le mystère.

Qu'il soit savant, inventeur, peintre, sculpteur, architecte, poète, musicien, philosophe ou penseur, le véritable artiste est un créateur d'idées et de formes, un individu libre, et son type est empreint des signes de la valeur absolue. Mais il n'est pas toujours loisible et prudent de dévoiler publiquement les qualités et les forces de l'homme, car on risque de déchaîner contre lui les inimitiés des fats, des parasites et des médiocres. C'est une terrible coalition!!

Le plus souvent, en effet, l'homme de génie, l'artiste, le semeur d'idées, l'individu indépendant et libre dédaignent ou négligent d'orienter, par leur propre magnétisme, les éléments oisifs ou dociles qui font l'opinion. Dès lors les habiles, les ambitieux et les ja-

loux orientent ces éléments contre l'indépendant qui leur porte ombrage. Les êtres de
valeur sont méconnus, niés, dénigrés, empê-
chés dans leurs actions et leurs initiatives,
calomniés, découragés, méprisés, annihilés.
N'a-t-on pas toujours taxé de rébellion et
d'aberration les audaces du génie?...

CHAPITRE VIII

GROUPES INTELLECTUELS

Les caractères de supériorité et d'infériorité ne s'établissent pas aussi facilement dans la série humaine que dans la série naturelle (1).

En effet, l'homme n'est pas seulement un être instinctif, c'est un être pensant; ce n'est pas seulement un être libre, c'est un être social.

---

(1) Dans le *Développement de la Série Naturelle* le Dr FAVRE avait figuré l'échelle des valeurs par un cône. A la base étaient les êtres unicellulaires infiniment nombreux, prolifiques et simples. De degrés en degrés les organismes se différenciant de plus en plus, il arrivait à l'homme qui occupait le sommet de l'échelle.

Pour figurer le développement de la Série humaine, il convient d'établir deux cônes opposés par leur base : les deux bases sont occupées par l'homme social. L'homme régi par l'autocratie administrative est à la base du cône inférieur ; l'homme soumis à la théocratie universelle est à la base du cône supérieur. Ces individus ne sont que des rouages anonymes du mécanisme social.

Pour reprendre une autonomie, pour arriver à se diriger lui-même, il faut que l'homme descende ou qu'il monte. S'il descend, c'est l'autonomie de l'instinct et nous trouvons l'Impulsif au sommet du premier cône. S'il monte, c'est l'autonomie de l'intelligence et nous rencontrons l'homme conscient au sommet du second cône.

L'observateur doit donc distinguer le type naturel et le type acquis, la personnalité et la personne, la figure et son masque.

Il convient en outre de savoir comment on définit la valeur. Au mot valeur s'attache l'idée de force ou l'idée de prix. Autre est la valeur sociale, autre la valeur individuelle ; autre est la valeur pratique, autre la valeur morale.

S'agit-il d'établir l'échelle des valeurs sociales ? il est certain que la docilité aux lois, l'absence d'initiative, le respect des coutumes et de la hiérarchie sont des vertus. Mais, au contraire, veut-on classer les valeurs individuelles ? on ne peut nier que l'indépendance, l'audace, l'amour de l'inconnu, l'affirmation du *moi* ne soient également des vertus.

Si l'on a besoin d'hommes vigoureux, endurcis à la fatigue, capables de se battre et d'entreprendre de longs voyages ou de grands travaux, les musculaires seront supérieurs aux nerveux, mais aime-t-en mieux voir éclore l'art, la poésie, la littérature, la science, la philosophie ? l'échelle des valeurs sera changée. On passera du type de l'homme musclé et impulsif au type de l'artiste et du penseur.

Le premier degré de la série psychologique est formé par les *impulsifs*. L'homme suit son instinct de force ou de ruse ; il ne réfléchit pas.

Le groupe des impulsifs comprend : l'impulsif brutal, l'impulsif sensuel, l'impulsif sentimental, l'impulsif imaginatif et l'impulsif intellectuel.

Le caractère, qui est commun à tous ces types, est un manque absolu de logique et de réflexion.

Ce caractère s'accuse dans le front fuyant et les arcades sourcilières proéminentes. Les différentes qualités de l'impulsif se révèlent à l'observateur par les détails de la tête.

L'impulsif brutal a le front très bas, le sommet du crâne plat, l'occiput très développé à la base, les mâchoires prognathes, le corps musclé et robuste.

L'impulsif sensuel a le front plus élevé, le crâne moins aplati et l'occiput développé au niveau des oreilles qui sont grandes et lourdes ; les lèvres sont épaisses et colorées, le menton gras, le corps plus ou moins obèse, l'attitude provocante et le geste vulgaire.

L'impulsif sentimental a l'oreille petite, le crâne oblique, l'occiput développé dans sa partie supérieure, le regard rêveur, la bouche fine, le menton un peu fuyant, le corps svelte souvent maigre, l'attitude timide et le geste brusque ou maladroit.

L'impulsif imaginatif a la tête large, l'œil vif, le front bossué, la bouche expressive, l'oreille moyenne, souvent écartée, le nez court, les narines ouvertes, le menton rond ou ovale, les traits peu harmonieux, la démarche rapide et le geste varié.

L'impulsif intellectuel a le crâne élevé, pointu, les tempes serrées, l'occiput plat, les arcades sourcilières développées, le regard inquiet ou arrogant, le menton volontaire, les lèvres serrées, le nez dur, la démarche mécanique, le geste sec, le visage sévère, le verbe haut et l'aspect hargneux

Au-dessous des *Impulsifs* je place le groupe des *Distraits*, puis celui des *Réfléchis*, celui des *Attentifs*, celui des *Intelligents* et enfin celui des *Conscients*.

Les *Distraits* ne sont jamais à ce qu'ils font, étant essentiellement irréfléchis ; leurs impressions se succèdent si rapidement que l'une efface l'autre. Leur regard n'est point assuré et l'expression de leurs traits ne répond point à ce qui se passe autour d'eux, les lèvres sourient sans motif ou se crispent sans raison apparente. La distraction éloigne l'esprit de ce qui paraît l'occuper ou bien elle le détourne de ce qui le fatigue.

Parmi les distraits les uns sont incapables de se fixer à quoi que ce soit, les autres cherchent à échapper aux exigences sociales et aux contraintes de leur milieu. Par là-même,

je distingue, parmi les distraits, des turbulents
et des apathiques.

Les principaux types de distraits turbulents sont : le volage, l'étourdi et le vibrion ;
et ceux de distraits apathiques sont : le somnolent, le rêveur et le songeur.

Le volage est un distrait sentimental qui ne
sait jamais s'il aime, ni ce qu'il aime ; aussi le
voit-on recommencer le même, jour et devant
des femmes différentes, ses serments éternels ;
c'est un esprit léger, inconsistant, que rien ne
fixe ni n'arrête ; il n'exprime ce qu'il croit
sentir que pour l'oublier aussitôt et presque
au même instant jurer le contraire.

L'étourdi est un distrait intellectuel de même
que le volage est un distrait sentimental.

L'étourdi rit, parle, s'agite, s'indigne à tort
et à travers ; il est trop impatient de penser
pour réfléchir au sens des mots et à l'opportunité d'une répartie. Il se mêle de tout, ef-
fleure tout et ne se fixe à rien.

Le vibrion est sans cesse en mouvement.
Nerveux, fantasque, tatillon et désordonné,
d'esprit mesquin, il est partout indiscret,
encombrant et maladroit. Il ne s'aperçoit
point s'il gêne ; il est bavard et importun,
il s'immisce dans toutes les affaires et les
embrouille ; il s'insinue dans la vie des autres
et la bouleverse. Il sait tout, il voit tout, il

va, vient, gesticule. Si parfois il affecte des pensées profondes, ensuite il déraisonne et soutient, sans y attacher d'ailleurs la moindre importance, les théories les plus chimériques. C'est un agité dénué de sens, de calme et de pondération.

Parmi les distraits apathiques le somnolent est certainement celui dont l'attention est la plus difficile à fixer.

Il dort éveillé; il ne garde la mémoire ni de ses gestes ni de ses pensées ; il ne se rappelle ni ce qu'on lui a dit, ni ce qu'il a dit, ni ce qu'il a voulu, ni ce qu'il a fait. Vous lui parlez, il vous répond, mais il ne vous a pas entendu. Affairé quand rien ne le presse, il marche sans savoir où il va et revient dix fois à son point de départ. Il égare ce qu'il touche et cherche toujours quelque chose, mais quoi ? il se le demande et vous prie de le lui rappeler. Ses yeux sont vagues, ses traits souriants ou immobiles, sa langue embarrassée et son langage confus. Il semble que son esprit s'enveloppe d'un voile de brume qui l'isole de la vie réelle et le maintient dans une atmosphère où rien n'est distinct et précis.

Le *rêveur* se complaît également dans le vague de la pensée, mais il donne libre cours à son imagination après s'être abstrait du monde sous l'empire d'une préoccupation personnelle.

La rêverie est un état intermédiaire entre l'extase et la méditation. L'homme se concentre pour mieux se pénétrer d'un sentiment, pour écouter sa propre pensée ou pour attendre quelque inspiration. Le monde extérieur disparaît devant lui ; seuls, les sens intimes réfléchissent des impressions ou imaginent des sentiments ; dès lors, les gestes devenant inconscients ne concordent plus ni avec les circonstances, ni avec les objets auxquels le rêveur paraît prêter attention. S'il parle, son esprit est ailleurs ; s'il écoute il n'entend point ; s'il regarde, il ne voit pas ; il est absorbé, tout lui demeure étranger, il se complaît dans son rêve et il s'impatiente d'être rappelé à la réalité.

Le songe réunit des idées coordonnées en dehors de la réalité présente. Aussi le songe comporte-t-il un développement logique qui n'existe pas dans le rêve. Le songeur possède un sens critique dont le rêveur est dépourvu. Par là même, leur psychologie diffère, parfois aussi elle s'oppose. Tandis que le rêveur embrasse l'infini ou se laisse aller au charme de son imagination, le songeur s'absorbe dans ses pensées, il les reprend sans cesse, les compare, les précise et s'en fait un monde.

La rêverie est une abstraction de l'être sensible, le songe une abstraction de l'être pensant. Le rêveur et le songeur sont également distraits parce qu'ils oublient ce qui les entoure, mais le rêveur suit sa sensation du moment qu'il peut ensuite oublier pour en imaginer une autre ; le songeur poursuit son idée familière et ne la quitte que pour y revenir.

Le plus grand rêveur est le poète ; le plus subtil songeur est le philosophe.

La rêverie suppose une attention discontinue appliquée à des impressions trop confuses ou trop vastes ; le songe est le premier degré de la méditation critique.

Au dessus du groupe des *distraits*, le groupe des *Réfléchis*.

L'être réfléchi se regarde penser ; il possède la faculté de se recueillir pour comparer les impressions qui lui viennent avec celles qu'il a déjà ressenties. Il crée ainsi une série d'images qui lui semblent évoquer ces impressions. La réflexion est le premier degré de la spéculation intellectuelle ; l'illusion y prend autant de part que la réalité. Les images ou les idées se présentent à un être réfléchi sur deux plans à la fois : un plan intérieur et un plan extérieur ; en passant de l'un à l'autre ces idées et ces sensations changent de direction, de sorte que le réfléchi perçoit l'impression interne et la projette devant son propre esprit. Si son esprit est opaque, les idées et les images restent diffuses. Si, par contre, son esprit est clair, les idées et les images renvoyées à sa conscience apparaissent en pleine lumière ; bien loin de rester diffuses elles se présentent et prennent leur relief.

En raison de l'attention qu'il prête à ses propres impressions et à ses propres pensées, l'être réfléchi a naturellement le caractère égoïste, il rapporte tout à lui pour juger des faits de conscience qu'il interprète d'après sa sensibilité personnelle.

Le *méditatif* est un songeur rationnel qui se recueille soit devant la Nature pour préciser ses sensations vagues, soit devant la pensée humaine pour en pénétrer mieux l'intelligence. Par là même, le méditatif est un mélancolique ; ses sens psychologiques ne sont pas assez éveillés pour vibrer directement sous une impression ; ils ne vibrent que par choc en retour de l'impression produite en lui par un objet de la Nature ou par un fait de conscience.

La méditation étant une interrogation peut conduire à une certitude ou à un doute. Lorsque l'homme cesse d'interroger parce qu'il s'est répondu, il n'est plus un méditatif, c'est un croyant ou un sceptique. Le méditatif s'interroge toujours et ne se répond jamais ni dans le sens affirmatif, ni dans le sens négatif. C'est un hésitant et il flotte toujours entre ses pensées comme entre ses sentiments.

Le *douteur* est un méditatif qui lutte sans cesse avec lui-même et qui oppose à sa propre conviction tous les arguments susceptibles de la détruire. Le doute psychologique est un des principes de la philosophie moderne et il est devenu un caractère de la sensibilité. En effet, la prédominance donnée au système nerveux sur tous les systèmes vitaux prédispose les êtres humains au dédoublement de la personnalité. Le douteur ne projette son impression devant son propre esprit que pour la discuter et la nier; dès lors, les illusions négatives l'emportent sur l'affirmation de la réalité saisissable. Chaque impression du cœur et de l'esprit peut avoir sa vraie et sa fausse image, car chaque faculté est susceptible de manifestations contradictoires. Le doute philosophique est le principe de la science comme de la conscience morale; mais le douteur qui se nie lui-même ainsi que tout ce qui existe autour de lui, le sceptique qui met en doute

jusqu'à sa faculté de négation sont des aliénés. La réflexion ne leur sert qu'à découvrir
de nouvelles raisons à leur doute. Naturellement doué d'un esprit ironique et triste, le
douteur argumente sans cesse contre tout
avec des sarcasmes constants ou d'amers
éclats de rire. C'est un moyen, pour lui de
masquer son impuissance et son désespoir.

Le sceptique à force de peser en lui-même
les raisons de penser arrive à les considérer
toutes comme également insuffisantes; quand
il ne s'en désespère pas il en rit : l'ironie est
le scepticisme en action.

Le *scrupuleux* est dans l'ordre de la sensibilité ce que le douteur est dans l'ordre de
l'esprit. Au lieu de projeter des idées dans le
champ de son intelligence, comme le fait le
douteur pour les discuter avec lui-même, le
scrupuleux traduit ses impressions devant sa
conscience pour s'en effrayer. C'est un être
craintif, timoré, orgueilleux et inquiet qui se
pose à lui-même des lois de doute moral,
comme le sceptique s'ingénie à inventer des
raisons de doute intellectuel. Le scrupuleux
s'attache à des vétilles et s'en tourmente; il
n'a ni joie, ni repos et n'en laisse point aux
autres; il s'exagère tout : ses fautes les plus
légères lui apparaissent comme des crimes.
D'esprit chagrin et minutieux, d'humeur im

14·

patiente et morose, il devient son propre bour-
reau et trouve mille arguments pour se donner raison de craindre sa propre opinion et le
blâme d'autrui.

Le *raisonneur* veut tout analyser, tout savoir, tout discuter; il ne perçoit rien parce
qu'il ne voit en tout que des abstractions et
des arguments. La raison est, en effet, la faculté intellectuelle qui permet de juger les
choses et les gens par supputation et en
vertu d'un rapport établi ou supposé entre
les objets examinés. Raisonner c'est comparer deux jugements préalables pour en porter
un troisième qui procède de l'un et de l'autre
et qui n'est pourtant ni l'un ni l'autre. Le raisonnement a donc pour principe l'association
des idées c'est une opération essentielle de
l'esprit, mais l'être raisonnable n'est pas pour
cela un raisonneur. Ce qui distingue l'être
raisonnable c'est l'usage qu'il sait faire du
raisonnement; ce qui caractérise le raisonneur, c'en est l'abus; il s'en fait un système
de discussion, il fatigue, il importune et ne
se lasse jamais.

Le logicien possède l'art du raisonnement;
il sait enchaîner les idées et les exposer d'a-
près les règles admises. Il s'inquiète moins
de la vérité de sa pensée que de la justesse
de ses déductions. Le logicien est à la fois le

plus abstrait et le plus rationnel des êtres réfléchis. La logique est un réflexe mental et le
logicien n'a pas de véritable sensibilité, il
est trop absorbé dans son jeu intellectuel
pour voir autre chose dans la vie que l'analyse de ses idées. Il déduit ou induit sans
cesse et il considère les objets et les êtres,
non pas comme des réalités vivantes, mais
comme des éléments de sa logique. Aussi le
logicien est-il moins apte à faire des observations et des expériences qu'à abstraire et
à généraliser. A l'occasion des faits mis en
lumière par le savant, le logicien pose des
lois générales applicables à toute une catégorie de phénomènes ; puis les comparant ensemble il les classe en une hiérarchie de jugements plus ou moins généraux qui lui
semblent entraîner toute la réalité intelligible
et qui constituent l'édifice logique de la
science. Par tempérament, le logicien n'admet pas la contradiction et il n'en tient nul
compte. Il a toujours raison devant lui-même
et se donne raison en tout et partout. Ce type
psychologique est intermédiaire entre le
groupe des *Réfléchis* et celui des *Attentifs*.

L'attention fixe l'esprit et l'applique à un
objet ; par là même les attentifs sont enclins
à se spécialiser dans un ordre d'idées et de
réflexions. L'attention est un phénomène in-

tellectuel qui dépend de la volonté; l'attentif
cherche à préciser ses impressions et à fixer
dans sa mémoire tout ce qu'il observe; il
s'absorbe parfois tellement dans l'examen
des choses ou des personnes qu'il ne perçoit plus les sensations extérieures, obsédé
qu'il est par sa propre pensée; mais il n'est
pas pour cela indifférent à ce qui se passe autour de lui et se montre curieux des choses
nouvelles ou différentes de celles qu'il connaît.

Le *maniaque* concentre toute son attention
sur un seul objet ou sur une seule idée; le
plus souvent, cette idée ou cet objet n'appellent pas une telle dépense de force intellectuelle. Quoi que l'on tente pour l'en distraire
il y revient obstinément et ne veut pas se
laisser arracher à sa préoccupation habituelle.
Tantôt triste et silencieux il n'écoute rien;
tantôt impatient et irascible il parle avec vo-
lubilité en revenant sans cesse à son idée fixe.
Les secousses morales et les surmenages intellectuels favorisent le développement de la
manie par la fatigue des centres nerveux et
peuvent mener le maniaque à des accès de
tristesse et à des angoisses qui touchent à la
folie. Le maniaque se complaît dans les détails les plus minutieux lorsqu'ils se rapportent à sa manie; il est constamment inquiet

comme le scrupuleux, mais ses préoccupations ne sont pas empreintes d'un caractère moral.

Le *calculateur* se préoccupe des mesures et des nombres plus que des objets eux-mêmes; il raisonne d'après une logique spéciale qui enchaîne non pas les faits à leurs causes, mais les raisons mathématiques entre elles. La mathématique est comme une mécanique de l'esprit dont les lois s'imposent à l'intelligence du calculateur. Indifférent à tout ce qui n'est pas sa combinaison chiffrale, il n'a que des impressions abstraites que déterminent ses préoccupations habituelles de mesure, d'ordre et de rapport. Il compte et compare sans cesse les unités morales, sociales ou intellectuelles qu'il considère comme définies dans leur abstraction même. Il se construit ainsi un monde fictif qu'il anime d'une vie illusoire et qui lui représente la seule réalité intéressante et saisissable. Il pèse chaque chose avant de se décider ou d'agir; il mesure ses sensations et suppute le résultat de ses gestes et de ses pensées. A propos de tout il concentre son attention, à tort ou à raison, sur des nombres et des proportions arithmétiques. Suivant que ses calculs portent sur de petites choses ou sur de grands problèmes, le calculateur fait œuvre de ma-

niaque ou poursuit quelque œuvre scientifique, mais il reste essentiellement un esprit
abstrait; sa sensibilité est nulle et sa puissance émotive s'arrête à ses théories mathématiques. Il ne sent la Nature qu'à travers
ses théorèmes.

L'observateur s'oppose au calculateur
comme le monde de la Nature s'oppose au
monde de l'abstraction. Son attention porte
sur les signes extérieurs et les caractères
naturels qu'il compare. Les sciences exactes
sont le développement d'une logique absolue
tandis que les sciences d'observation procé-
dent par le relevé des faits, l'expérience et
l'analogie.

Les résultats de l'observation peuvent être
incomplets ou erronés, ils doivent donc être
contrôlés et coordonnés par une méthode
qui en permette l'enseignement. Ainsi se
créent les sciences expérimentales. Les classifications ne fixent pas la science, elles l'arrêtent et la restreignent pour la faire rentrer
dans un cadre logique. L'observateur voit
au delà de ces catégories; son intuition lui
fait découvrir de nouveaux signes; il les examine et les ordonne de manière à étendre ou
à préciser le champ des connaissances humaines.

Le savant est de tous les attentifs celui qui

à l'esprit le plus précis ; il sait généraliser les phénomènes et les grouper d'après leurs analogies et leurs rapports. Les vrais savants sont en général indulgents et modestes ; ils sont trop préoccupés de la découverte des lois pour s'occuper de leur personne, de leurs intérêts ou de leur vanité ; ils se considèrent comme les élèves d'un maître inconnu et ne s'arrêtent pas de travailler parce qu'ils savent bien qu'ils auront toujours à apprendre.

Les vulgarisateurs n'ont ni cette réserve, ni cette modestie ; ils se hâtent d'attacher leur nom à quelque semblant de découverte ou à des livres qui résument, en les dénaturant, les travaux et les expériences du vrai savant.

Le vulgarisateur a besoin d'une cour de femmes qui le flattent, il ne saurait non plus se passer de secrétaires, il en fait ses collaborateurs et il les exploite.

Le savant au contraire, vit volontiers à l'écart, confiné dans son laboratoire avec de rares élèves qu'il initie à ses travaux et qui se dévouent en silence à l'œuvre du maître.

L'espèce du vulgarisateur est la plus nombreuse et se montre avide de prestige, d'honneurs, de réclame et de réputation mondaine. Autant le savant est acharné à ses études, autant le vulgarisateur est obstiné à sa renommée.

Les savants ont conscience de la mission que leur don leur impose : ils doivent à leur tour faire briller et transmettre le flambeau.

Le vulgarisateur n'a que l'esprit d'assimilation. C'est pourquoi il ne sera jamais ni un philosophe, ni un savant, mais il est capable de disserter à l'occasion sur les pensées des autres.

L'assimilateur, en effet, ne sait que s'approprier les images, les formes et les idées toutes faites, il a la perception rapide et la mémoire toujours en éveil : il comprend, reproduit, démarque, développe, combine même les théories émises par les penseurs mais sans y rien mettre qui lui soit personnel. Il peut toutefois être un brillant causeur, un homme de goût et de talent.

L'*intuitif* perçoit l'essence de toutes choses sans raisonnement apparent. Il semble doué d'une sorte de vision intérieure et, quand il s'attache à quelque science, on dirait qu'il tire de lui-même tout ce qu'il sait et qu'il crée de toutes pièces une science nouvelle, tant il lui imprime son caractère d'esprit. La moindre observation le met sur la voie d'une découverte parce qu'à l'occasion de chaque détail il sait reconstituer à nouveau tout un ensemble de faits ou d'idées.

Pour certains intuitifs le langage est le

principal moyen d'élaboration de la pensée ; et, quand ils parlent, les phrases s'enchaînent logiquement sans le moindre effort et l'image surgit avec l'idée parce qu'elles ont jailli ensemble du même effort de l'esprit.

Souvent l'intuitif devance le savant, et on le voit pressentir et annoncer des découvertes avant que l'expérience ne les ait vérifiées. Son intelligence est synthétique et universelle ; il paraît tout savoir et il est capable de tout pénétrer, car il saisit entre les phénomènes les plus divers des rapports et des analogies qui, par leur délicatesse et leur ténuité, échappent à des regards moins pénétrants. C'est ainsi qu'il paraît se jouer des difficultés scientifiques et métaphysiques et qu'il s'attaque résolument à ces problèmes qui, par leur complexité ou par leur étendue, semblent dépasser les limites de l'intelligence humaine.

L'intuition du poète, c'est l'inspiration. L'inspiré s'entraîne par son propre enthousiasme et s'anime du souffle qui le soutient et qui le transporte au-dessus du monde visible.

Ce n'est pas qu'il méconnaisse les conditions réelles de ce qu'il entreprend et qu'il se fasse illusion sur les difficultés de son œuvre et sur la fragilité de ses appuis. Il sait que ses impressions sont fugitives et qu'il lui faut saisir le moment opportun, quitte à souffrir pour arriver à l'expression de ses rêves. L'inspiration est un sentiment religieux, une confiance invincible en un Dieu personnel à qui l'inspiré se confie, qui le visite, et qu'il sent en lui-même ou qu'il cherche autour de lui.

C'est à ce Dieu que l'inspiré rapporte ses enthousiasmes et aussi les sécheresses et les lassitudes de son cœur. Au fond, ce Dieu intérieur est une expression idéale du *toi* ou du *soi*. La personnalité de l'inspiré par là même tend à se dédoubler et il est exposé à perdre le sentiment du *moi* et à se croire possédé par des volontés étrangères : il devient alors un mystique et un visionnaire. La sensibilité, même la plus délicate et la plus vibrante, ne saurait se passer du contrôle de la raison.

Inspiration et intuition : ce sont les deux faces du génie. L'intuition est l'instrument de découverte de toute vérité ; l'inspiration est l'essence même de la création poétique.

CONCLUSION

Je suis loin d'avoir épuisé le sujet des catégories intellectuelles et sentimentales ; mais je
ne puis résoudre, en ce premier exposé, tous
les problèmes que soulève une science aussi
complexe et aussi étendue que la *typologie*.

Dans ce livre, j'ai tâché surtout de donner
la méthode de l'observation, de montrer
sous quelles conditions elle est possible, et
d'indiquer comment elle doit être faite. Qu'il
y ait des types humains, qu'ils évoluent et
se modifient suivant l'éducation et le milieu ;
que chaque type ait sa structure et son esthétique particulière, qu'un même individu porte
souvent l'empreinte de plusieurs types contradictoires, ce sont là des faits très simples,
et qu'une observation tant soit peu attentive
n'a pas de peine à démêler.

Il fallait les rappeler cependant, parce
qu'ils sont le point de départ de la typologie,

et parce qu'ils nous montrent que la notion
du type, si complexe en elle-même, si variée
dans ses applications, est parmi les plus familières à notre esprit et qu'on la retrouve
non-seulement dans les spéculations du philosophe, du critique et de l'historien, mais
dans toutes les appréciations, dans tous les
jugements par lesquels nous essayons de
nous faire une idée de nos semblables, de les
imaginer, et de nous les traduire à nous-
mêmes.

Et qu'est-ce après tout que faire de la typologie, sinon réfléchir sur une première impression, la creuser, l'étendre, la préciser par
la comparaison du sujet avec les types que
nous avons déjà identifiés et définis ?

L'identification du type se fait par le relevé
exact et minutieux de tous les caractères
anatomiques qui le différencient. Nous avons
recherché ces caractères dans le plan géométral du corps, dans les détails secondaires
de sa construction, dans ce que l'on appelle
les complexions et les tempéraments, ce
qui n'est au fond que la prédominance de
tel système d'organes et de telle fonction vitale.

La définition du type ne fait pas la découverte et l'analyse des caractères moraux
que l'on retrouve dans toute une classe d'in-

dividus. C'est à l'observation et à l'expérience
de démêler les traits généraux de chaque
type d'esprit et de sensibilité; c'est à la méthode rationnelle de généraliser les résultats
de la psychologie expérimentale, de les étendre à toute une catégorie d'individus et d'en
suivre la répercussion dans leurs sentiments,
leurs idées et leurs actions.

Les phénomènes du sommeil, du rêve, de
l'ivresse, en mettant à nu l'activité inconsciente de chaque type; la psychologie de
l'enfance, en nous révélant les tendances
originelles des individus, leurs facultés natives et le développement dont elles sont susceptibles; l'étude de l'amour, en nous dévoi-
lant ce qu'il y a de plus intime dans les
sensibilités; la psychologie comparée de
l'homme et de la femme en nous apprenant
comment leurs caractères s'opposent et se
complètent et jusqu'à quel point ces caractères se retrouvent dominants ou atténués,
purs ou mélangés suivant les types, ont été
pour nous autant de moyens d'établir des variétés et des catégories. C'est ainsi qu'en considérant la qualité de la sensibilité, j'ai classé
les individus en voluptueux en sensuels et en
neutres; qu'en m'attachant à l'aptitude générale de l'intelligence, j'ai distingué les esprits concrets et les esprits abstraits; qu'en

observant quel est le sens dominant de ces individus et le genre d'images qu'ils reproduisent le plus volontiers, j'ai reconnu les grandes classes des auditifs, des visuels, des tactiles ; qu'en envisageant le degré d'attention et de réflexion dont ils sont capables, j'ai pu faire entrer toutes les variétés d'esprit dans une des trois catégories des impulsifs, des réfléchis et des distraits.

Considérant d'autre part les types, non plus dans le détail de leurs facultés, mais dans leur ensemble, dans leurs aspirations et leurs tendances, je leur ai donné une place plus ou moins élevée dans deux hiérarchies différentes, suivant qu'ils peuvent développer une valeur indépendante et originale, ou seulement une valeur sociale et une valeur d'emprunt.

Ce sont là bien des classifications qui toutes ont leur raison d'être dans les différences profondes des organismes et des facultés. La typologie ne saurait se passer de classification pas plus que toute science ; mais aucune de celles que j'ai présentées dans ce livre ne constitue la nomenclature méthodique, complète et définitive. Mon chapitre « de la Série psychologique » en est tout au plus une ébauche.

C'est que je me suis attachée beaucoup plus

à poser les principes de la typologie et sa méthode, à en faire des applications et à donner des exemples qu'à présenter un tableau d'ensemble des types humains, tel que de longues études m'ont permis de le concevoir. Ce sera l'objet d'un autre livre, d'une sorte de *somme* psychologique où, continuant les études de mon père le Docteur Henri Favre sur la *Série Naturelle*, je présenterai tous les *Développements de la Série humaine*.

Quelle que soit en effet la complexité d'un individu et la résistance qu'il oppose à l'analyse, il est toujours possible de le ramener à un type pur ou à une combinaison de types purs. Tout l'effort du typologue tend donc à poser les types purs et à analyser les types complexes. Chaque type, vu par le dehors, est un ensemble de signes plus ou moins apparents et plus ou moins fixes qui nous sont donnés par la Nature ; chaque type vu par le dedans est un ensemble de caractères moraux plus ou moins accentués et persistants ; les caractères sont liés aux signes en vertu d'une nécessité absolue ; c'est ce qui permet d'interpréter sûrement les caractères par les signes ; mais qu'on l'envisage par le dedans ou par le dehors, le type est toujours une synthèse.

Dans ce premier livre, j'ai cherché à faire l'analyse des éléments qui composent les types bien plus qu'à expliquer et à décrire les types purs pris en particulier. En cela j'ai suivi la marche naturelle de toute exposition qui est aussi celle de toute recherche.

Toute science en effet procède par analyse et, après des expériences répétées, s'achève en une synthèse.

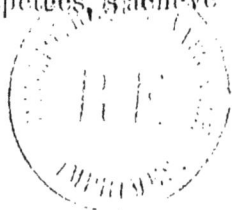

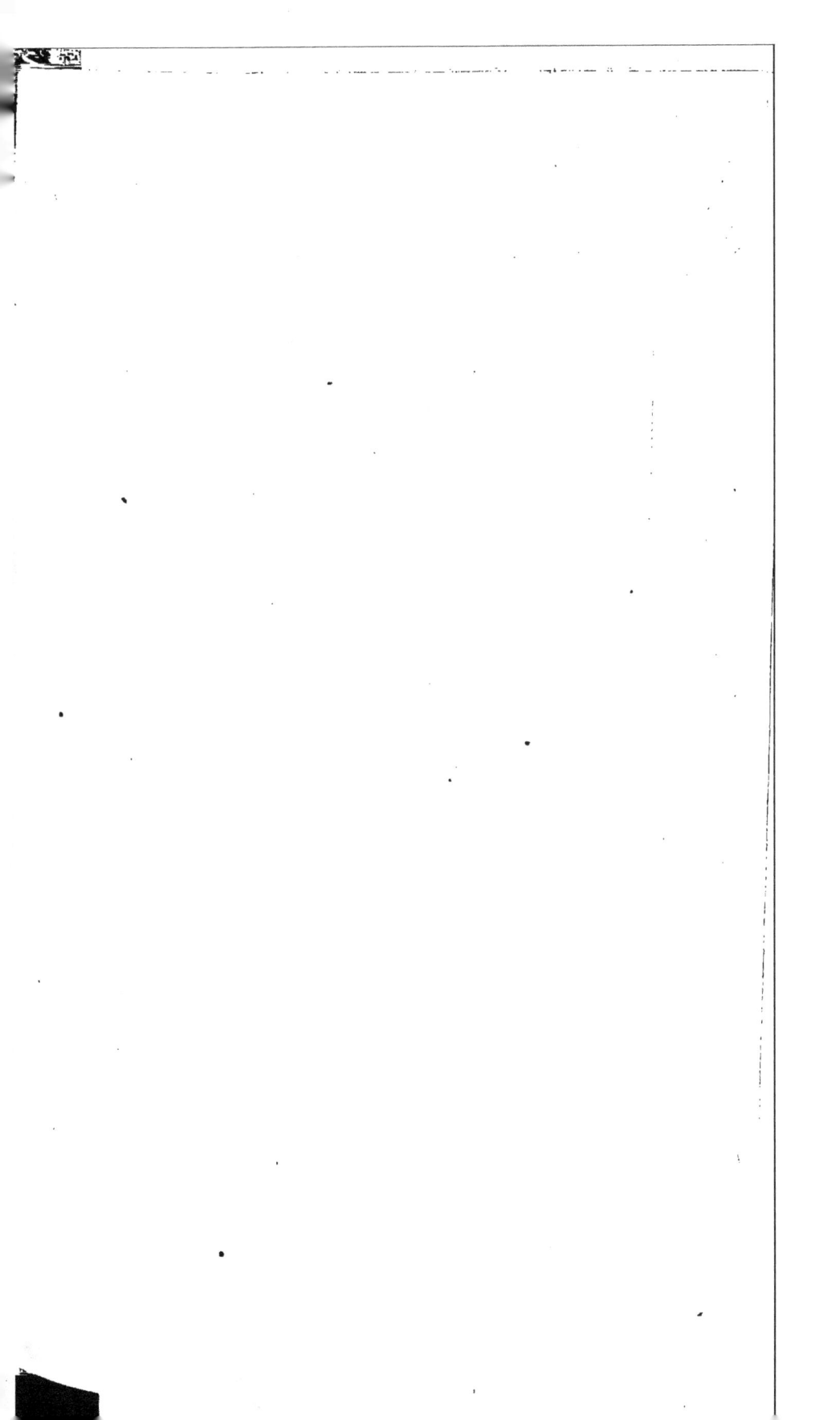

Collection in-12 à 3 fr. 50

Albérich-Chabrol. — Le Flambeau. — La chair de ma chair.

Annunzio (Gabriele d'). — Terre
vierge.

Barrès (Maurice). — Amori et
Dolori sacrum. — Les Amitiés
françaises. — Le Voyage de
Sparte. — Les Déracinés. —
L'Appel au Soldat. — Leurs
Figures. — Au Service de l'Alle-
magne. — Colette Baudoche.

Baudin (Pierre) et Nass (D'). —
Rançon du Progrès.

Conan Doyle. — Les Aven-
tures de Sherlock Holmes. —
Nouvelles Aventures de Sher-
lock Holmes. — Souvenirs de
Sherlock Holmes. — Nouveaux
Exploits de Sherlock Holmes. —
Résurrection de Sherlock Hol-
mes. — Sherlock Holmes
triomphe. — Mémoires d'un
Médecin. — Le Drapeau vert. —
Le Crime du Brigadier. —
Les Exploits du Colonel Gérard. —
Les Réfugiés. — La Com-
pagnie Blanche 2 vol. : I. Les
Moines Guerriers. — II. Les
Épées Glorieuses. — Notre-
Dame de la Mort.

Déroulède Paul. — 1870. Feuilles de route. — 36-1. Nouvelles feuilles de route.

Esparbès (Georges d'). — La
Guerre.

Finot (Jean). — Français et Anglais. — La Science du Bonheur.

Gautier (Judith). — Le Collier
des Jours. — Le second rang
du Collier. — Le troisième
rang du Collier.

Gorki (Maxime). — En prison. —
Il était. — La Mère. —
Une Confession.

Gyp. — Prov... — Les Amou-
reux. — Chiffon. — Entre la
poire et le fromage.

Hermant (Abel). — Chronique
du Cadet de Coutras.

Hornung (E. W.). — Raffles. —
Le Masque Noir. — Le Voleur
de Nuit.

Le Roux (Hugues). — L'Heureux
et l'Heureuse. — L'Amour aux
États-Unis.

Loïe Fuller. — Quinze ans de
ma vie.

Maizeroy (René). — Yette, Man-
nequin.

Margueritte Paul. — La Prin-
cesse Noire.

Margueritte Paul et Victor. —
L'Eau souterraine.

Marni (J.). — Souffrir.

Meredith (George). — Tragi-
comédie d'Amour.

Montesquiou R. de. — Altesses
Sérénissimes. — Profession-
nelles Beautés. — Assemblée
de Notables.

Naquet Alfred. — Vers l'Union
libre.

Ouroussoff Prince. — Mémoires
d'un Gouverneur.

Prévost Marcel. — Lettres à
Françoise. — Lettres à Françoise mariée.

Serao Matilde. — Amoureuses. —
Cœurs de Femmes. — Quel-
ques Femmes. — Histoires
d'amour. — Les Légendes de
Naples.

Sinclair Upton. — La Jungle. —
L'affranchi. — La République
Industrielle. — Métropolis. —
Les Brasseurs d'argent.

Talmeyr (Maurice). — La fin
d'une Société.

Thénard Jenny. — Ma vie au
théâtre.

Tolstoï. — Pourquoi?

Yver Colette. — Les Cerve-
lines. — La Bergerie.

Librairie FÉLIX JUVEN, 13, Rue de l'Odéon, PARIS

POITIERS. — IMPRIMERIE C. BASLÉ

www.ingramcontent.com/pod-product-compliance
Lightning Source LLC
Chambersburg PA
CBHW052106230326
41599CB00054B/4162